BEI GRIN MACHT SICH IHR WISSEN BEZAHLT

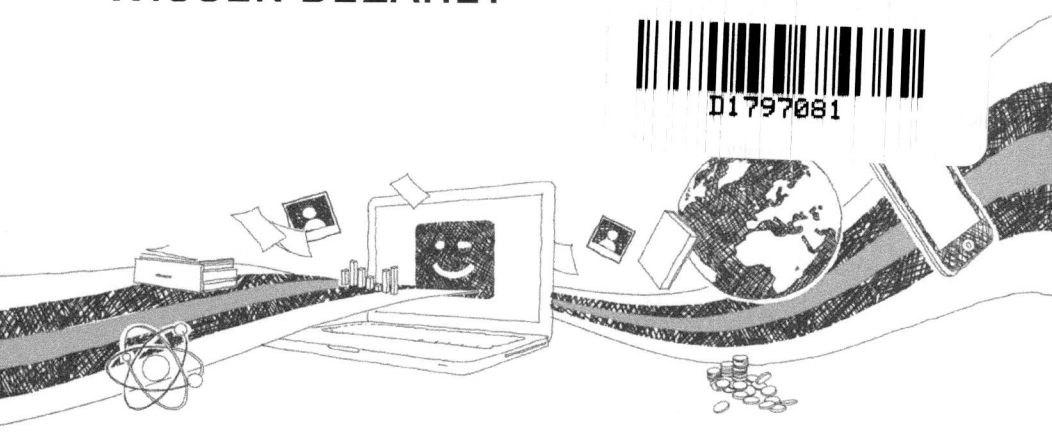

D1797081

- Wir veröffentlichen Ihre Hausarbeit, Bachelor- und Masterarbeit

- Ihr eigenes eBook und Buch - weltweit in allen wichtigen Shops

- Verdienen Sie an jedem Verkauf

Jetzt bei www.GRIN.com hochladen und kostenlos publizieren

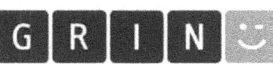

Uwe Schwender

Die Ausbildung von Physiotherapeuten und die Bedeutung des Fachgebietes in der DDR

GRIN Verlag

Bibliografische Information der Deutschen Nationalbibliothek:

Die Deutsche Bibliothek verzeichnet diese Publikation in der Deutschen National-bibliografie; detaillierte bibliografische Daten sind im Internet über http://dnb.d-nb.de/ abrufbar.

Impressum:

Copyright © 2011 GRIN Verlag GmbH
Druck und Bindung: Books on Demand GmbH, Norderstedt Germany
ISBN: 978-3-640-95392-9

Dieses Buch bei GRIN:

http://www.grin.com/de/e-book/174718/die-ausbildung-von-physiotherapeuten-und-die-bedeutung-des-fachgebietes

Charité – Universitätsmedizin Berlin
CC1 – Human- und Gesundheitswissenschaften
Studiengang Medizin- und Pflegepädagogik

Die Ausbildung von Physiotherapeuten und die Bedeutung des Fachgebietes in der DDR

DIPLOMARBEIT
zur Erlangung des akademischen Grades
Diplommedizinpädagoge

Eingereicht von: Uwe Schwender

Berlin, 1. März 2011
Wintersemester 2010/11

Inhaltsverzeichnis

Abkürzungsverzeichnis

Abb.	Abbildung
ARGUS	Archivgutsuche
Aufl.	Auflage
BArch	Bundesarchiv Berlin
BRD	Bundesrepublik Deutschland
BVerwG	Bundesverwaltungsgericht
bzw.	beziehungsweise
ca.	cirka [lat.] = zirka
ČSSR	Československá socialistická republika [tschechisch und slowakisch] = Tschechoslowakische Sozialistische Republik
DDR	Deutsche Demokratische Republik
d.h.	das heißt
DM	Deutsche Mark der Deutschen Notenbank
Dr.	Doktor
DZVG	Deutsche Zentralverwaltung für das Gesundheitswesen
ebd.	ebenda
engl.	Englisch
et al.	et alii [lat.] = und andere
EW	Einwohner
FDGB	Freier Deutscher Gewerkschaftsbund
FDJ	Freie Deutsche Jugend
Hz	Hertz
kHz	Kilohertz
KPD	Kommunistische Partei Deutschlands
lat.	Lateinisch
M	Mark der Deutschen Demokratischen Republik
MDN	Mark der Deutschen Notenbank
MMM	Messe der Meister von Morgen
MPhG	Masseur- und Physiotherapeutengesetz
NSDAP	Nationalsozialistische Deutsche Arbeiterpartei
o. Pag.	ohne Paginierung
o.V.	ohne Verfasserangabe

PhysTh-APrV	Ausbildungs- und Prüfungsverordnung für Physiotherapeuten
PNF	Propriozeptive Neuromuskuläre Fazilitation
SBZ	Sowjetische Besatzungszone
SED	Sozialistische Einheitspartei Deutschland
SMAD	Sowjetische Militäradministration
SPD	Sozialdemokratische Partei Deutschlands
Tab.	Tabelle
TENS	transkutane elektrische Nervenstimulation
UDSSR	Union der Sozialistischen Sowjetrepubliken
USA	United States of America [engl.] = Vereinigte Staaten von Amerika
VBE	Vollbeschäftigteneinheit
Vgl.	Vergleiche
VR	Volksrepublik
WCPT	World Confederation for Physical Therapy [engl.] = Weltkonföderation für Physikalische Therapie
WHO	World Health Organization [engl.] = Weltgesundheitsorganisation
z.B.	zum Beispiel
ZK	Zentralkomitee
ZVK	Zentralverband der Physiotherapeuten / Krankengymnasten
%	Prozent

Tabellen- und Abbildungsverzeichnis

1   Einleitung

1.1   Problemhintergrund

Bereits seit einigen Jahren befindet sich die Physiotherapie in Deutschland auf dem Weg der Professionalisierung. Darunter kann ein Entwicklungsprozess verstanden werden, der für Berufe notwendig ist, sich dem Phänomen der Profession anzunähern. Der Begriff Profession wird von Büschges (2007, S. 514) als „ein für die Gesellschaft relevanter Dienstleistungsberuf mit hohem Prestige und Einkommen, der hochgradig spezialisiertes und systematisiertes, nur im Laufe langer Ausbildung erwerbbares, technisches und/oder institutionelles Wissen relativ autonom und kollektivitätsorientiert anwendet" definiert. Bezogen auf das Fachgebiet der Physiotherapie wurden von Schämann (2006, S.32-38) als charakteristische Wesensmerkmale der Professionalisierung der Erwerb von Autonomie im beruflichen Handeln, der Aufbau eines spezialisierten und systematisierten Fachwissens, die Konstituierung einer einflussreichen und berufsständigen Organisation, eine vom Berufsstand etablierte akademische Ausbildungsstruktur sowie die Kodifizierung berufsethischer Normen identifiziert. Bis zum gegenwärtigen Zeitpunkt konnte jedoch nicht für sämtliche genannten Kriterien ein gleiches Ausmaß in der Umsetzung erreicht werden.

Bezüglich der Verwissenschaftlichung des Fachwissens wurden in den letzten Jahren bereits große Fortschritte realisiert. Hierfür bildete die Einführung einer Dokumentation von Untersuchungsergebnissen sowie eines Behandlungsplanes und –verlaufes eine wichtige Voraussetzung, wodurch gleichzeitig die Therapiesteuerung verbessert und eine Erfolgskontrolle gesichert werden konnten. Ein weiterer bedeutsamer Schritt zur fachlichen Autonomie wurde dadurch erreicht, dass Physiotherapeuten bei der Entwicklung von Lehrbüchern nicht mehr bloß Koautoren von Ärzten sind, sondern nunmehr ihre Fachliteratur selbst schreiben. Darüber hinaus spielen in der Physiotherapie Qualitätssicherung, Evidenzbasierung sowie die Durchführung von Effektivitätsstudien eine zunehmende Rolle (Hüter-Becker 2004b, S. 42-45).

Im Gegensatz zu diesen positiven Entwicklungen blieb die berufliche Handlungsautonomie auf die Konzipierung und Ausdifferenzierung von neuen Behandlungstechniken beschränkt. Hierbei bestimmen jedoch die Spitzenverbände der Krankenkassen darüber, in wie weit eine Therapiemethode als „verordnungsfähig" im Sinne der Heilmittelrichtlinien eingestuft werden kann. Ferner sind Physiotherapeuten, da sie dem Heilpraktikergesetz aus dem Jahr 1939 unterliegen, für die Durchführung von Behandlungsmaßnahmen im therapeutischen und rehabilitativen Sektor auf eine vorangegangene ärztliche Verordnung angewiesen. Lediglich auf dem Gebiet der Prävention dürfen Physiotherapeuten als „First-Contact Practitioner", d.h. ohne ärztliche Überweisung, eigenständig tätig werden. Während sich dieses Prinzip beispielsweise in den USA, in Australien, Schweden und den Niederlanden für alle physiotherapeutischen Handlungsbereiche erfolgreich durchsetzen konnte (Goodman / Snyder 2007; Leemrijse et al. 2008; Leinich 2007; Repschläger 2007), wurde durch das Urteil des Bundesverwaltungsgerichts vom 26.08.2009 die bestehende rechtliche Lage in Deutschland bekräftigt (BVerwG 2009). Demnach verfügen die deutschen Physiotherapeuten nicht über die notwendigen diagnostischen Kenntnisse zur eigenverantwortlichen Krankenbehandlung und benötigen für die Durchführung von Therapiemaßnahmen ohne ärztliche Verordnung eine auf die Ausübung der Physiotherapie beschränkte Heilpraktikererlaubnis. Folglich ist zu konstatieren, dass die Entwicklung der Handlungsautonomie durch die bestehenden gesetzlichen Bestimmungen stark eingeschränkt wird.

Mit der Einführung des „Neuen Denkmodells" im Jahr 1997 trat ein Paradigmenwechsel im Selbstverständnis des Fachgebietes ein. So wurde durch dieses neue Theoriemodell die klassische Gliederung von physiotherapeutischen Anwendungen, die sich bis dahin an den klinischen Fächern der Medizin orientierte, verlassen und stattdessen die Organ- und Funktionssysteme, an denen physiotherapeutische Interventionen ihre Wirkungen entfalten, in den Blickpunkt genommen. Infolgedessen dient die Behandlung nicht mehr, wie in Zeiten biomedizinischen Verständnisses, der Beseitigung von Störungen im somatischen und psychischen Bereich, sondern zielt darauf ab, die Funktionen des Bewegungssystems und der inneren Organe, die Bewegungsentwicklung und Bewegungskontrolle sowie das Verhalten im Alltag des Patienten positiv zu beeinflussen. Die heutige Physiotherapie steht somit für ein ganzheitliches Konzept, in dem der Leib-Seele-Dualismus überwunden wurde und davon ausgegangen wird, dass sämtliche Funktionssysteme, die als „Wirkorte" bezeichnet werden, miteinander verbunden sind (Hüter-Becker 1997, S. 565-569).

Die Umsetzung dieser neuen Denkweise wird jedoch durch die aktuelle Ausbildungs- und Prüfungsverordnung von 1994 erschwert, da sie die berufstheoretischen und fachpraktischen Lehrinhalte nach den medizinischen Fachgebieten gliedert (PhysTh-APrV 1994). Des Weiteren nimmt die Physiotherapieausbildung im deutschen Bildungssystem eine Sonderstellung ein, da sie nicht im Berufsbildungsgesetz integriert, sondern durch das Masseur- und Physiotherapeutengesetz geregelt wird (MPhG 1994). Das Gesetz schreibt eine dreijährige Ausbildung an Berufsfachschulen vor, wobei mindestens 2900 Stunden in theoretischen und praktischen Unterrichtseinheiten sowie 1600 Stunden in praktischer

Ausbildung absolviert werden müssen. Obwohl die Ausbildung mit einem Staatsexamen abschließt, existiert kein einheitliches und national verbindliches Curriculum.[1] Darüber hinaus wird die Mehrzahl der gegenwärtig bestehenden 268 Berufsfachschulen als so genannte Ersatzschulen in freier Trägerschaft geführt (ZVK 2010a). Die Qualität der Ausbildung sowie die materielle Ausstattung der Bildungseinrichtungen unterliegen derzeitig ökonomischen Zwängen und variieren somit deutlich. Bislang konnte sich auch noch kein verbindliches Qualitätssicherungssystem etablieren. Ferner gibt es bei den Schulaufsichtsbehörden der verschiedenen Bundesländer keinen Konsens über die notwendigen Qualifikations-anforderungen des Lehrpersonals.

Da die Ausbildung von Physiotherapeuten in den übrigen europäischen Ländern an Fachhochschulen bzw. Universitäten verortet ist, wurden im Zuge des Bologna-Prozesses ab 2001 auch in Deutschland erste Bachelor-Studiengänge für Physiotherapeuten an Fachhochschulen etabliert (Scherfer 2004, S. 47-53). Lange Zeit konnte ein Studium jedoch nur ausbildungsbegleitend (dual) oder im Anschluss an eine schulische Physiotherapieausbildung aufgenommen werden. Eine Gesetzesänderung im Jahr 2009 ermöglicht, zunächst im Modellversuch bis 2015, die Einführung von primärqualifizierenden Studiengängen in der Physiotherapie (Bundesministerium für Gesundheit 2009). Gegenwärtig bieten bundesweit 26 Fachhochschulen die Möglichkeit für ein Bachelor-Studium an. Obwohl derzeit bereits 14 Studiengänge akkreditiert sind, divergiert die inhaltliche Schwerpunktsetzung stark.[2] Darüber hinaus wurde seit 2005 an 7 deutschen Hochschulen die Qualifizierung für einen Master-Studiengang geschaffen (ZVK 2010b). Zusammenfassend ist jedoch festzustellen, dass der Erwerb eines akademischen Grades in der Physiotherapie die Ausnahme darstellt. So ermittelte Juhnke (2009) in ihrer Untersuchung, dass gegenwärtig nur etwas mehr als 1% der praktizierenden Physiotherapeuten in Deutschland über einen berufsspezifischen Hochschulabschluss verfügen. Des Weiteren existieren auf dem Arbeitsmarkt nur wenige Stellen, die ein der Qualifizierung angemessenes Beschäftigungsverhältnis sowie die damit verbundene Vergütung garantieren.

---

[1]   Im Masseur- und Physiotherapeutengesetz sowie in der dazugehörigen Ausbildungs- und Prüfungs-verordnung sind lediglich Vorschriften zu dem Ausbildungsablauf, den Prüfungen und den Lehrinhalten enthalten. Die didaktische Umsetzung obliegt auf Grund der in Deutschland existierenden föderalistischen Strukturen den jeweiligen Bundesländern.

[2]   Während an einigen Fachhochschulen für Physiotherapie biomedizinische und berufsspezifische Inhalte akzentuiert werden, dominiert an anderen Hochschuleinrichtungen die Vermittlung von personal- und betriebswirtschaftlichen Kenntnissen oder auch die wissenschaftliche Methodenlehre (Schämann 2006, S. 20-23).

Forschungsziel und erkenntnisleitende Fragestellungen

Da die geplante Neukonzipierung der Physiotherapieausbildung in Deutschland die Berücksichtigung von Vergangenem einschließen sollte, ist es unabdingbar auch die Ausbildungsstrukturen der ehemaligen DDR zu beleuchten. So erfuhr die Ausbildung von Physiotherapeuten bereits in der DDR durch die Umgestaltung von einer Berufsausbildung in eine medizinische Fachschulausbildung eine Aufwertung. Erste Ansätze für eine Akademisierung wurden dadurch bereits von dem Bildungssystem der DDR initiiert. Nach der deutschen Wiedervereinigung fanden diese aufgebauten Strukturen im neuen gemeinsamen Berufsgesetz sowie in der Ausbildungs- und Prüfungsverordnung keine Beachtung. Indem man die Chance zur Implementierung einer gesamtdeutschen akademischen Ausbildungsstruktur verpasste, gingen auch die bereits gewonnenen Erfahrungen aus der DDR für die derzeitig angestrebte Professionalisierung der Physiotherapie verloren. Zu erwähnen sind hierbei insbesondere das damalige ganzheitlich ausgerichtete Therapieverständnis des Fachgebietes sowie die Anwendung von klinisch-experimentellen Forschungsmethoden zur Entwicklung optimaler Behandlungsstrategien. Des Weiteren fand seit 1990 kein wissenschaftlicher Diskurs über die erhaltenswerten Anteile der medizinischen Fachschulausbildung der DDR statt.

1.2   Forschungsziel und erkenntnisleitende Fragestellungen

Primäres Ziel dieser Forschungsarbeit ist es, die Entwicklungslinien der Physiotherapie in der DDR aufzuzeigen. Durch eine historische Überblicksarbeit soll hierbei die Position des Fachgebietes im Gesundheitswesen der DDR skizziert sowie die Ausbildung von Physiotherapeuten dargestellt werden. Ein weiteres Anliegen der Untersuchung besteht darin, diese aktuelle Forschungslücke innerhalb der Geschichte der Physiotherapie zu reduzieren und somit einen Beitrag zur Identitätsbildung des Fachbereichs zu leisten.

In diesem Zusammenhang ergaben sich folgende Fragestellungen:

- Unter welchen gesundheitspolitischen Rahmenbedingungen erfolgte die Entwicklung des Fachgebietes in der DDR und in wie weit kam der Physiotherapie innerhalb des komplexen Systems der medizinischen Betreuungsbereiche eine tragende Funktion zu?
- Welches theoretische Konzept lag dem Selbstverständnis des Fachgebietes zugrunde und in welche Teilgebiete wurde die Physiotherapie gegliedert?

- Welchen Stellenwert nahmen die Forschung sowie die Anwendung von evidenzbasierten Behandlungstechniken auf dem Gebiet der Physiotherapie ein und wo lag die Schwerpunktsetzung bei physiotherapeutischen Behandlungsmaßnahmen?

- Welche Entwicklungsetappen der Physiotherapieausbildung lassen sich im gesellschaftlich-historischen Kontext der DDR identifizieren und in welchem politischen Rahmen waren die jeweiligen Veränderungen eingebettet?

- Wie veränderte sich in den jeweiligen Lehr- bzw. Studienplänen das quantitative Stundenvolumen bezüglich des berufstheoretischen und fachpraktischen Unterrichts sowie der praktischen Ausbildung am Patienten?

- Wie sahen die Qualifikationswege für Physiotherapeuten in der DDR aus?

1.3   Forschungsstand, Untersuchungsmethodik, Vorgehensweise

Seit der deutschen Wiedervereinigung im Jahre 1990 fand kaum ein Diskurs über die Position der Physiotherapie im Gesundheitswesen der DDR statt, noch wurde über erhaltenswerte Anteile der medizinischen Fachschulausbildung von Physiotherapeuten diskutiert. Auch wurde in den derzeitigen Professionalisierungsbestrebungen für das Fachgebiet die Notwendigkeit zur Aufarbeitung der historischen Entwicklungslinien des Berufes in der DDR nicht erkannt. Infolgedessen existieren in der Fachliteratur nur vereinzelte Beiträge zum Thema, die die Vergangenheit bruchstückhaft skizzieren (Hüter-Becker 2004a, S. 27-29). Selbst in einer Chronik zum 60jährigen Bestehen des deutschen Zentralverbandes der Physiotherapeuten / Krankengymnasten (ZVK) wurde zur Physiotherapie in der DDR nur marginal Stellung bezogen (Deutscher Verband für Physiotherapie 2009, S. 35).

Lediglich die „Zeitschrift für Physiotherapeuten" widmete sich in den letzten Jahren in verschiedenen Beiträgen der Thematik, wobei allerdings vorrangig die Entwicklungs-geschichte verschiedener Behandlungstechniken dargestellt wurde (Wilda-Kiesel 1998, 2003). Ferner veröffentlichte die oben genannte Zeitschrift zwei Beiträge zur medizinischen Fachschulausbildung von Physiotherapeuten in der DDR, die sich jedoch nur auf den letzten Zeitabschnitt zwischen 1974 und 1989 bezogen (Hüttich 2006a) bzw. die Veränderungen innerhalb eines Lehrgebietes aufzeigten (Hüttich 2006b). Des Weiteren wurden im Jahr 2000 drei Interviews mit Physiotherapeutinnen, die in der DDR-Zeit tätig waren, veröffentlicht (Böttcher 2000; Ehrhardt 2000; Popp 2000). Diese ermöglichten einen Einblick in die damaligen Arbeitsbedingungen und zeigten die inhaltliche Schwerpunktsetzung des Fachgebietes in der DDR auf.

Forschungsstand, Untersuchungsmethodik, Vorgehensweise

Eine Übersicht zur Ausbildung der mittleren medizinischen Fachkräfte in der DDR wurde durch Wolff (1994) erarbeitet, wobei jedoch die Pflegeberufe im Vordergrund standen und somit die Besonderheiten in der Physiotherapieausbildung weitgehend unberücksichtigt blieben. Während in der Pflege eine Auseinandersetzung mit der historischen Entwicklung der beruflichen Bildung in der DDR bereits in den letzten Jahren statt fand (Thiekötter 2006), geschah dies nicht für den Fachbereich der Physiotherapie. Somit ist zu konstatieren, dass der derzeitig vorhandene Fundus an Literatur zur Physiotherapie in der DDR als defizitär einzustufen ist.

Ausgehend von dem beschriebenen lückenhaften Forschungsstand wurden in einem ersten Arbeitsschritt der Heuristik erkenntnisleitende Fragestellungen entwickelt. Hierbei begründete das Vorhaben unbekannte Aspekte und neue Zusammenhänge zu beschreiben die Wahl für ein qualitatives Forschungsdesign. Als geeignetes nichtreaktives Verfahren zur Material-erhebung wurde für die Untersuchung die Sammlung von Dokumenten bzw. Quellen ausgewählt. Hierzu wurden in Berlin das Bundesarchiv sowie die dazugehörige Bibliothek, die Medizinische Bibliothek der Charité am Campus Mitte und die Bibliothek des Instituts der Geschichte der Medizin genutzt. Darüber hinaus wurden in Dresden die Bibliothek der Stiftung Deutsches Hygiene-Museum sowie die Zentralbibliothek, die Zweigbibliothek Erziehungswissenschaften und die Zweigbibliothek Medizin mit deren Teilbibliothek Geschichte der Medizin der Sächsischen Landesbibliothek Staats- und Universitätsbibliothek in die Recherche einbezogen. Ferner wurden weitere Primärquellen in der Deutschen Nationalbibliothek am Standort Leipzig erschlossen.

Zu Beginn der Recherche wurden die zur Verfügung stehenden traditionellen Quellen rückwärts bibliographiert, d.h. die Hinweise im Literaturverzeichnis auf Primärquellen zurückverfolgt. Von besonderer Relevanz waren drei Fachzeitschriften der DDR – „Humanitas", „Zeitschrift für Physiotherapie" sowie „Heilberufe". Für die Entwicklung der Aus-, Weiter- und Fortbildung von Physiotherapeuten in der DDR war die Zeitung „Humanitas", die von der Gewerkschaft Gesundheit im FDGB ab 1961 in einem zweiwöchentlichen Abstand herausgegeben wurde, aussagekräftig. In dem Zeitfenster von 1949-1960 wurden diesbezügliche Informationen der Zeitschrift „Heilberufe" entnommen. Das Auffinden von verwendbarem Material gestaltete sich jedoch aufwändig, da die Ausgaben nicht digitalisiert vorlagen und somit keine elektronische Schlagwortsuche erfolgen konnte. Insbesondere in der Zeitung „Humanitas" mussten auf Grund mangelnder Literaturverweise die einzelnen Jahrgänge manuell durchsucht werden. Hinsichtlich der

Bedeutung des Fachgebietes im Gesundheitswesen der DDR brachte die „Zeitschrift für Physiotherapie" viele Erkenntnisse. Dabei wurde das Auffinden verwertbarer Publikationen ab 1980 durch eine elektronische Suchhilfe erleichtert.

Um weitere Primärquellen zum Themengebiet zu erschließen, wurde die Suche auf die Akten des Bundesarchivs Berlin erweitert. Dabei wurden mit Hilfe von Schlagworten in der elektronischen Archivgutsuche (ARGUS) die Bestandssignaturen des Ministeriums für Gesundheitswesen (DQ 1) sowie des Instituts für Weiterbildung mittlerer medizinischer Fachkräfte (DQ 110) systematisch durchgesehen. Dies war möglich, da die sonst übliche 30-jährige Sperrfrist für Akten des Archivguts der DDR entfiel. An schriftlichen Quellen wurden Protokolle der Ministerdienstberatungen, Verfügungen und Mitteilungen des Ministeriums für Gesundheitswesen sowie Briefe, Zeugnisse und Ausbildungsmaterialien, wie z.B. Lehr-programme oder Studienpläne, die zu den Forschungsfragen auskunftsfähig waren, in die Datenerhebung einbezogen und ausgewertet. Darüber hinaus fanden die Gesetzesblätter und statistischen Jahrbücher der DDR aus der Bibliothek des Bundesarchivs für die Aufarbeitung der Problemstellung Verwendung. Ferner konnten durch eine Recherche in der Deutschen Nationalbibliothek am Standort Leipzig neue Erkenntnisse zur beruflichen Qualifizierung von Physiotherapeuten eruiert werden, da dort weitere Publikationen des Instituts für Weiterbildung mittlerer medizinischer Fachkräfte verfügbar waren.

Schließlich wurden aus der „Zeitschrift für Physiotherapeuten" die drei Interviews von Physiotherapeutinnen, welche in der DDR-Zeit tätig waren, in die Literatursammlung aufgenommen und mit den Daten aus Literatur- und Quellenfunden verglichen.

Zur Erschließung und Auswertung der Primärquellen wurde die historisch-kritische Methode der Geschichtswissenschaft angewandt. Dabei handelte es sich um Arbeitstechniken, die auf dem Prinzip des hermeneutischen Verstehensprozesses beruhen und den gesamten Erkenntnisweg, angefangen vom alleinigen sprachlichen Verständnis bis zur Bestimmung der Aussagekraft von Quellen sowie deren Einordnung in einen größeren historischen Kontext, umfassen. In Anlehnung an Borowsky et al. (1989) wurden zur Vorbereitung der Interpretation die Quellen einer philologisch-hermeneutischen Textkritik sowie einer historischen und ideologischen Kritik unterworfen.

Während die Textkritik darauf abzielte, die Evidenz der Schriften hinsichtlich der Urheber-schaft sowie deren Angabe zur Entstehungszeit bzw. den Wortlaut selbst zu hinterfragen, bezog sich die historische Kritik auf den Versuch, die zeitbedingten Eigenheiten der Quellen zu rekonstruieren und somit einer monokausalen Wiedergabe von Fakten bzw. Verhältnissen der Vergangenheit entgegenzuwirken. Schließlich wurde durch eine Ideologiekritik sowohl

Forschungsstand, Untersuchungsmethodik, Vorgehensweise

die politisch-gesellschaftliche Perspektive des Quellenverfassers als auch der Standpunkt des Forschenden befragt (Borowsky et al. 1989, S. 157-169).

Bei der kritischen Analyse galt es hierbei in einem ersten Arbeitsschritt die Zugehörigkeit zu einer Quellengruppe zu bestimmen sowie den Fund- bzw. Aufbewahrungsort zu registrieren. In dem Fall, das der äußere Erhaltungszustand die Lesbarkeit beeinträchtigte, hatte darüber ein Vermerk zu erfolgen. Um die sich nun anschließende Textsicherung vorzunehmen, mussten sämtliche fremde Einschübe aus dem Quellenmaterial bereinigt werden. Insbesondere bei den Akten des Bundesarchivs gestaltete sich dies jedoch schwierig, da es sich mitunter um mehrfach korrigierte und inhaltlich geänderte Konzepte handelte. Infolgedessen konnte die Frage, ob die späteren Zusätze bzw. Streichungen vom ursprünglichen Verfasser stammten, nicht immer eindeutig beantwortet werden.

Im Rahmen der äußeren Kritik eines Dokumentes war die Frage nach der Entstehungszeit, dem Entstehungsort, dem Verfasser sowie dem Adressaten zu klären. Im Gegensatz dazu diente die innere Kritik der sprachlichen und sachlichen Aufschlüsselung der Texte. Hierfür musste die Bedeutung von heute nicht mehr geläufigen Wortinhalten, von unbekannten Wörtern sowie von Begriffen, die sich im Laufe der Zeit verändert haben, geklärt werden. Des Weiteren war zu berücksichtigen, dass der Sinngehalt von Wörtern in direkter Abhängigkeit zum Kontext stand sowie bestimmte Termini in der DDR ideologisch besetzt waren. Anschließend konnte nach unbekannten Sachverhalten, Entscheidungsabläufen oder Strukturen gesucht werden.

Mit dem Ziel, die gedankliche Abfolge des Quellenmaterials leichter erkennbar werden zu lassen, wurde zu Beginn der Interpretation eine inhaltliche Zusammenfassung der einzelnen Abschnitte vorgenommen. Nachdem der Inhalt des Textes erarbeitet wurde, folgte eine Eingrenzung des Aussagebereichs. Hierbei galt es die Darstellung von Sachverhalten, Auffassungen, Zielsetzungen bzw. Argumentationen in Bezug zur politisch-gesellschaftlichen Position des Verfassers zu setzen sowie die Aussagen in einen größeren historischen Zusammenhang einzuordnen. Als Resultat der Quellenarbeit entstanden schließlich die problemorientierte Übersicht der Ergebnisse und die Bestimmung des Erkenntniswertes für die eigene Fragestellung (Borowsky et al. 1989, S. 160-174).

Aus Gründen der besseren Lesbarkeit wurde für alle Personenbezeichnungen die männliche Form gewählt, jedoch beziehen sich die Inhalte auf beide Geschlechter.

2 Die Stellung der Physiotherapie innerhalb des Gesundheitswesens der DDR

2.1 Übersicht über die Berufsgruppen und deren Aufgaben im physikalisch-therapeutischen Bereich der DDR

Da die DDR im physikalisch-therapeutischen Sektor im Vergleich zur heutigen Situation in der Bundesrepublik Deutschland ein breiteres Spektrum von Berufsgruppen aufwies und zum Teil andere Berufsbezeichnungen existierten, soll im Folgenden eine Übersicht zum besseren Textverständnis gegeben werden.

Die Physiotherapie ging aus dem in der Medizin als „Naturheilkunde" bezeichneten Gebiet hervor und wurde in der DDR ab 1955/56 unter dem Namen „physikalisch-diätetische Therapie" geführt. Im Zuge der Anpassung an internationale Entwicklungen wechselte 1961 die Bezeichnung zu „Physiotherapie" (Krauß 1969, S. 57).

Als Berufsgruppe mit leitender Funktion existierte seit 1956 der „Facharzt für physikalisch-diätetische Therapie", welcher Mitte der 60er Jahre in „Facharzt für Physiotherapie" umbenannt wurde (Cordes 1979, S. 66). Neben der Koordinierung des Arbeitseinsatzes von medizinischen Fachkräften und deren Unterweisung oblagen ihm die Durchführung der Diagnostik sowie die Überwachung des von ihm erstellten Therapieplanes. Hinsichtlich der Verordnung von physikalisch-therapeutischen Maßnahmen war er als Berater für Ärzte anderer Fachrichtungen tätig (Albrecht 1988, S. 267-279).

Bereits während des Medizinstudiums wurden den künftigen Ärzten Grundkenntnisse des Fachgebietes vermittelt, die sich jedoch auf ausgewählte Inhalte beschränkten (Krauß 1969, S. 58-61). Die Weiterbildung zum Facharzt für physikalisch-diätetische Therapie bzw. zum Facharzt für Physiotherapie sah nach Erlangung der Approbation eine 4-jährige Ausbildungszeit, welche im Zuge der Facharztreform 1967 um ein Jahr erweitert wurde, vor (Krauß 1961, S. 277-288; ebd. 1969, S. 61-62). Anschließend bestand die Möglichkeit einer Subspezialisierung auf den Gebieten der Rheumatologie und der Kardiologie-Angiologie (Stahn 1982, S. 56).

Als medizinische Fachkräfte wurden im physikalisch-therapeutischen Bereich bis 1961 die Berufe „Krankengymnast", „Masseur und medizinischer Bademeister"[3] sowie „Hydrotherapeut" ausgebildet. Für diese Berufe existierten definierte Kompetenzbereiche, wobei sich jedoch zum Teil die Handlungsfelder überschnitten.

---

[3]   Die offizielle Bezeichnung lautete „Masseur und medizinischer Bademeister". Zur Vereinfachung wird im folgenden Text der Begriff „Masseur" verwendet.

Die Krankengymnasten zeichneten sich durch ein weites Aufgabengebiet aus, das sich nicht nur auf die Krankengymnastik am Patienten beschränkte, sondern auch auf die Elektrotherapie und Massage erstreckte (Ministerium des Gesundheitswesen 1951, S. 52-53). Für therapeutische Wasseranwendungen waren hingegen primär Hydrotherapeuten zuständig, welche jedoch nicht an allen Einrichtungen verfügbar waren, so dass in diesen Fällen den Krankengymnasten und den Masseuren dieser Aufgabenbereich übertragen wurde (Krauß 1955, S. 206-207). Das Tätigkeitsfeld von Masseuren lag neben der hydrotherapeutischen Behandlung vorrangig in der Durchführung der Klassischen Massage und Spezialmassagen sowie in diversen Anwendungen aus der Photo- und Elektrotherapie (Zeibig 1976, S. 14).

Parallel zu den oben genannten Berufen wurden „Badegehilfen", „Medizinische Bademeister" und „Krankengymnastikhelfer" als Hilfspersonal ausgebildet. Diese übernahmen vor allem im Bäderbereich vor- und nachbereitende Aufgaben und leisteten den Patienten Hilfestellung (Gehring 1952, S. 2; Institut für Weiterbildung mittlerer medizinischer Fachkräfte 1963, S. 3-5).

1961 wurde der Universalberuf „Physiotherapeut" durch die Zusammenlegung der Berufe „Krankengymnast" und „Hydrotherapeut" eingeführt, welche in der Konsequenz dieser Umstrukturierung nicht mehr ausgebildet wurden. Des Weiteren wurde im Zuge dieser Veränderungen das Berufsbild des „Krankengymnastikhelfers" abgeschafft und die Ausbildung von Masseuren stark eingeschränkt.[4]

Sämtliche erwähnten medizinischen Fachkräfte waren für die Durchführung der Therapiemaßnahmen auf eine ärztliche Verordnung angewiesen (Binder 1990, S. 133-136).

2.2   Gesundheitspolitische Rahmenbedingungen

Nach dem Zweiten Weltkrieg wurde in der DDR die Organisation und der Aufbau des Gesundheitswesens nach sozialistischen Grundsätzen geschaffen und sich dabei am sowjetischen Modell orientiert. Infolgedessen kam es zur staatlichen Lenkung im Gesundheitswesen sowie zum Aufbau von zentralistischen und hierarchisch gegliederten Strukturen. Personelle und materielle Erfordernisse wurden in die jährlichen Volkswirtschaftspläne eingearbeitet. Alle grundsätzlichen Entscheidungen auf dem Gebiet des Gesundheitswesens gingen vom Gesundheitsministerium der DDR aus, das allerdings an die Direktiven des Zentralkomitees der SED gebunden war (Spaar 1999, S. 30-34). Die Aufwendungen aus dem Staatshaushalt für das Gesundheits- und Sozialwesen stiegen mit dem wachsenden

---

[4]   Vgl. hierzu: Brief von Dr. Neubert zur Ausbildung von medizinischen Hilf- und mittleren medizinischen Fachkräften in der Physiotherapie, 6.6.1967. In: DQ 1, 10450, o. Pag.

Nationaleinkommen der DDR von Jahr zu Jahr, blieben jedoch anteilig zwischen 5 und 6% eine relativ konstante Größe bei den Staatsausgaben (Ruban 1981, S. 106).[5] Durch die Zahlung eines geringen Beitrages in die Sozialversicherung hatten die Bürger der DDR als Patienten kostenlosen Zugang zu allen ambulanten und stationären medizinischen Einrichtungen.

In der medizinischen Betreuung wurde primär der ambulante Bereich umgestellt. So verringerte sich die Anzahl der Ärzte, die ihre Tätigkeit in eigener Niederlassung ausübten, stetig, während die Zahl von staatlichen Arztpraxen von 298 im Jahr 1960 auf 1631 im Jahr 1982 anstieg. Mit dem Ziel der Erhöhung der Leistungsfähigkeit und der Verbesserung der Qualität wurden im ambulanten Sektor zunehmend mehr Polikliniken und Ambulatorien konstituiert. Verfügte die DDR 1950 lediglich über 184 Polikliniken, so waren es 1982 bereits 577 (o.V. 1984, S. 3).[6] In diesen ambulanten Versorgungszentren der DDR bestanden gute Möglichkeiten der interdisziplinären Zusammenarbeit, die durch eine gemeinsam betriebene Röntgen- und Labortechnik unterstützt wurde. Lästige Überweisungsverfahren konnten dadurch vermieden werden, so dass sich der Diagnose-Therapie-Prozess verkürzte. Allerdings wurden diese potentiellen Vorteile oftmals durch erhebliche Mängel bei der technischen Ausstattung blockiert.

Konsequent wurde auch bei den stationären Einrichtungen dieser Konzentrationsprozess in der medizinischen Betreuung durchgeführt. Durch die Auflösung kleinerer Hospitale bzw. das Zusammenlegen mehrerer Häuser zu einer größeren leistungsfähigeren Einheit, ging die Zahl der Krankenhäuser in der DDR ständig zurück, bei gleichzeitiger Zunahme der Bettenzahl je Anstalt. Seit 1965 wurde aber auch die Gesamtzahl der Betten ständig reduziert (Ruban 1981, S. 116). Dies geschah auf Grund des nachlassenden Bedarfs, der auf dem Rückgang bestimmter Infektionskrankheiten, wie z.B. der Tuberkulose und der immer kürzer werdenden Verweildauer je Patient beruhte. Kleinere Krankenhäuser, die nicht wie Universitätskliniken und Bezirkskrankenhäuser die Funktion einer Leitklinik[7] innerhalb einer Region hatten, waren jedoch häufig überbelegt und ihre technische Ausrüstung veraltet. Darüber hinaus fehlte es an Pflegepersonal.

---

[5]   Vgl. Anhang: A 1.
[6]   Vgl. Anhang: A 2.
[7]   Die Leitkliniken übernahmen richtungsweisende Aufgaben für die in ihrem Bezirk untergeordneten Krankenhäuser und gaben somit medizinische Standards für die Diagnostik und Therapie vor. Auf Grund der in den Leitkliniken vorhandenen speziellen apparativen Ausstattung wurden Patienten mit komplizierten Krankheitsgeschehen bevorzugt in diese Einrichtungen überwiesen (Vgl. Ruban 1981, S. 30-32; Wolf 2000, S. 137).

Die Konzentration ärztlicher Arbeitsplätze zwang auch in der Physiotherapie zur Schaffung leistungsfähiger Einrichtungen in Polikliniken oder Ambulatorien. Dieser Transformationsprozess in der physiotherapeutischen Betreuung kann am Beispiel der Hauptstadt der DDR belegt werden. Erfolgte 1949 in Ost-Berlin die physiotherapeutische Behandlung noch an 358 Einrichtungen, so verblieben 1964 noch 200 und im Jahre 1980 lediglich 152 Standorte.[8] Da kaum noch Genehmigungen für die selbständige Tätigkeit von Physiotherapeuten erteilt wurden, verringerte sich vor allem die Anzahl von Praxen und medizinischen Badeanstalten in eigener Niederlassung. So stellte die Selbständigkeit bei Physiotherapeuten bereits zu Beginn der 70er Jahre eine absolute Ausnahme dar (Panzer et al. 1983, S. 66).

Insgesamt kam es zu einer Konzentration von physiotherapeutischen Einrichtungen in Wohngebieten mit größerer Einwohnerzahl (Brückner et al. 1973, S. 31-35).

Spezielle physiotherapeutische Behandlungstechniken wurden somit häufig nur noch in größeren Kliniken angeboten, was sich durch die lange Anreise negativ auf die Möglichkeit einer adäquaten und regelmäßigen Behandlung auswirkte (Brückner et al. 1973; Ehrhardt 2000; Popp 2000).

Zusammenfassend ist zu konstatieren, dass es dem Ministerium für Gesundheitswesen der DDR nicht gelang eine gute Relation von leistungsfähigen großen physiotherapeutischen Einrichtungen und dezentralisierten kleinen physiotherapeutischen Abteilungen zu schaffen, so dass als Folge dieser Entwicklung innerhalb der DDR oftmals territoriale Disproportionen in der ärztlichen und insbesondere der physiotherapeutischen Versorgung entstanden.

1984 wurden diese Missstände offen von der Gesellschaft für Physiotherapie thematisiert: „Trotz Bereitstellung umfangreicher personeller, materieller und finanzieller Fonds für das Fachgebiet der Physiotherapie führte dies noch nicht in allen Territorien der DDR zu einer spürbaren Verbesserung der physiotherapeutischen Betreuung unserer Bürger und zur Zufriedenheit der Bürger mit ihrer physiotherapeutischen Behandlung" (Gesellschaft für Physiotherapie der DDR 1984, S. 6).

2.3   Die Entwicklung des Fachgebietes in der DDR

Die Anfänge bei der Neugestaltung des Gesundheitswesens in der DDR wurden maßgeblich durch den Arzt und Gesundheitspolitiker Maxim Zetkin geprägt. Er erkannte der Physiotherapie für die medizinische Betreuung eine entsprechende Bedeutung zu, obwohl ein

---

[8]   Vgl. Anhang: A 3.

Die Entwicklung des Fachgebietes in der DDR

Großteil der physikalischen Therapiemethoden zum damaligen Zeitpunkt von den Schul-medizinern abwertend als „intuitiv" angewandtes und „suggestiv" wirkendes Naturheilverfahren eingestuft wurde (Lampert 1954, S. 5-7). Um „Scharlatanerie" und „Kurpfuschertum" entgegenzutreten, sollten jedoch mit der Gründung von physikalisch-theoretischen Instituten an den Universitäten der DDR die entsprechenden Bedingungen für die wissenschaftliche Untermauerung des Fachgebietes geschaffen werden. Unter der strengen Diktion zur Wissenschaftlichkeit gelang es der Physiotherapie sich zunehmend von ihrer Außenseiterrolle in der Medizin zu befreien. In diesem Sinn distanzierte man sich von Therapiemethoden, die auf keiner wissenschaftlichen Grundlage beruhten. Die strikte Einhaltung von evidenzbasierten Grundsätzen bei der Zulassung von physiotherapeutischen Behandlungsmethoden wurde somit zur Leitlinie für das Fachgebiet (Callies 1985, S. 323-326; Reinhold 1984, S. 1). Zu späteren Zeitpunkten erschwerte dies allerdings die rasche Aufnahme und Anerkennung von innovativen Therapieverfahren, wie z.B. der Manuellen Therapie und des Yogas (Sachse 1999, S. 48-52).

Als periodisch erscheinendes Publikationsorgan des Fachgebietes wurde ab 1949 das „Archiv für Physikalische Therapie" bzw. seit 1953 das „Archiv für Physikalische Therapie, Balneologie und Bioklimatologie" herausgegeben. 1971 ging daraus die vom Georg Thieme Verlag, Leipzig, herausgegebene „Zeitschrift für Physiotherapie" hervor (Callies 1974, S. 251-255).

1954 wurde das „Institut für Kur- und Bäderwesen und physikalische Therapie" in Bad Elster gegründet. Damit gelang es die Physiotherapie als festen Bestandteil auf dem Forschungsgebiet der Balneologie zu integrieren (Jordan 1975, S. 8-14).

Nachdem 1955 das Ministerium für Gesundheitswesen der DDR die „physikalisch-diätetische Therapie" als eigenständige Fachrichtung bestätigte, wurde im darauf folgenden Jahr 1956 mit der Anordnung über die Ausbildung und staatliche Anerkennung des „Facharztes für physikalisch-diätetische Therapie", dem späteren „Facharzt für Physiotherapie", ein bedeutsamer Meilenstein für die Entwicklung des Fachgebietes in der DDR geschaffen (Conradi 1974, S. 247). Mit der Übergabe der fachlichen Verantwortung an die Fachärzte für Physiotherapie, wurden diese mit der Leitung von physiotherapeutischen Abteilungen eines bestimmten Territoriums beauftragt. Neben der Anleitung der Physiotherapeuten und der Überwachung einer fachgerechten Anwendung von physiotherapeutischen Maßnahmen, oblagen ihnen die Erfassung der Auslastung der Kapazitäten und die Bedarfsentwicklung an Physiotherapieleistungen. Darüber hinaus waren die Fachärzte für Physiotherapie für die dringend notwendige Vermittlung von Kenntnissen bezüglich eines adäquaten indikations- und zeitgerechten Einsatzes von Physiotherapiemaßnahmen an die verordnenden Ärzte, insbesondere an die Fachärzte für Allgemeinmedizin, zuständig (Reinhold 1985a, S. 57; Stahn 1982, S. 54).

In Zusammenhang mit der Etablierung des Facharztes für Physiotherapie entstand 1957 die „Gesellschaft für physikalisch-diätetische Medizin der DDR", die sich 1962 in „Gesellschaft für Physiotherapie der DDR" umbenannte (Kilbach 1990, S. 34). Als primäres Ziel übernahm sie die zielstrebige Koordinierung von Lehre, Forschung und Therapie innerhalb des Fachgebietes.

„Die Gesellschaft für Physiotherapie der DDR stellt sich die Aufgabe, die wissenschaftliche Tätigkeit, den Erfahrungsaustausch, die Aus-, Weiter- und Fortbildung sowie die Zusammenarbeit auf dem Gebiet der Physiotherapie zu fördern und zu koordinieren, sowie eine enge Verbindung zwischen Wissenschaft und Praxis herzustellen" (Gesellschaft für Physiotherapie der DDR 1963, S. 1)

Ärzte, Wissenschaftler und andere Personen mit abgeschlossener Hochschulbildung konnten als „ordentliches Mitglied" der Gesellschaft beitreten. Auf Grund der in der DDR eingeschränkten Koalitionsfreiheit, gab es für Physiotherapeuten nicht die Möglichkeit sich in einem eigenständigen Berufsverband zu organisieren. Für sie bestand jedoch die Möglichkeit ihre Interessen durch eine „außerordentliche Mitgliedschaft" in der Gesellschaft für Physiotherapie zu vertreten (Gesellschaft für Physiotherapie der DDR 1963, S. 4-5).

Innerhalb der Gesellschaft für Physiotherapie existierte für Ärzte und Physiotherapeuten die Möglichkeit in Arbeitsgemeinschaften zusammenzuarbeiten. Dies brachte einerseits den Vorteil des permanenten Austauschs untereinander, andererseits war es auch eine Chance bestehende hierarchische Strukturen abzubauen. Zielstellungen und Probleme des Fachbereichs wurden regelmäßig auf Kongressen, die zugleich Ort für Rechenschaftslegungen waren, diskutiert.

Für die Bereiche Sportmedizin, Orthopädie und Rehabilitation gelang es der Gesellschaft für Physiotherapie, durch Kooperationsvereinbarungen mit den entsprechenden medizinischen Fachgesellschaften, die interdisziplinäre Zusammenarbeit auf nationaler Ebene herzustellen bzw. zu verbessern. Eine Zusammenarbeit, die den Austausch von Informationen und Zeitschriften sowie auch gegenseitige Hospitationen beinhaltete, bestand mit den Partnergesellschaften der UdSSR, ČSSR, VR Bulgarien und Polen (Reinhold 1985b, S. 370-372).

Die Kontakte zu Kollegen aus dem nichtsozialistischen Ausland beschränkten sich auf vereinzelte von der DDR ausgeschriebene Symposien mit internationaler Beteiligung, wie z.B. die „Erste zentrale Weiterbildungstagung der Krankengymnasten" in Leipzig 1961 (Institut für Weiterbildung mittlerer medizinischer Fachkräfte 1962). Die Verschlechterung des politischen Klimas bewirkte jedoch, dass in der DDR ab 1961 der fachliche Austausch mit Kollegen aus den nicht-sozialistischen Ländern, insbesondere der BRD und den USA, nicht erwünscht war (Popp 2000). Infolgedessen war die Gesellschaft für Physiotherapie der DDR auch nicht in der internationalen Vereinigung der Physiotherapeuten, der Weltkonföderation für Physikalische Therapie (WCPT), als Mitglied vertreten. Zu den internationalen Kongressen des Weltverbandes, wie z.B. 1970 in Stockholm, wurden lediglich einzelne ausgewählte Vertreter zum Informationsaustausch geschickt.[9]

Aus bundesdeutscher Perspektive zurückblickend, konstatiert Frau Hüter-Becker zu der getrennt verlaufenden Entwicklung der Physiotherapie in beiden deutschen Staaten:

„[...] die ostdeutschen Krankengymnasten waren für [...] 40 Jahre von den Entwicklungen der Medizin und Physiotherapie in der westlichen Welt abgeschnitten" (Hüter-Becker 2004a, S. 27).

Die Folge der sozialistischen Abschottung war, dass die Schwerpunktsetzung bei der Erforschung und Anwendung neuer Behandlungsverfahren in der Physiotherapie zwischen der DDR und der BRD deutlich divergierte. So fanden in den westlichen Ländern vor allem Entwicklungen im Bereich krankengymnastischer Techniken statt, während in der DDR die Erforschung von physikalischen Therapiemaßnahmen, insbesondere der Elektrotherapie, dominierten. Trotz der teilweisen Isolation der DDR vom nichtsozialistischen Ausland, waren die Vertreter der Physiotherapie hinsichtlich innovativer Therapiemethoden aufgeschlossen, sofern bei diesen bereits eine wissenschaftliche Wirksamkeit nachgewiesen wurde. So etablierte sich seit 1973 in der DDR bei orthopädischen und neurologischen Erkrankungen das therapeutische Reiten (Hippotherapie) und wurde als physiotherapeutische Sachleistung verordnungsfähig (Riede 1985, S. 345-347). Aus Kostengründen war und ist diese Therapieform in der BRD keine Kassenleistung.

Mit Beginn der 70er Jahre wurde die Physiotherapie in der DDR zu einem unentbehrlichen Bestandteil der medizinischen Grundbetreuung. Dadurch wurden physiotherapeutische Grundkenntnisse für das ärztliche Handeln in fast allen medizinischen Fachdisziplinen relevant. In diesem Zusammenhang wurden 1973 die an den Universitäten und Medizinischen Akademien der DDR bislang nur auf fakultativer Ebene angebotenen Lehrinhalte aus dem Fachbereich der Physiotherapie in das obligatorische Lehrprogramm von Medizinstudenten eingereiht (Callies et al. 1989, S. 383; Stahn 1982, S. 56).

---

[9]   Reisebericht über den VI. Internationalen Kongress der World Confederation for Physical Therapy, 1970.
In: DQ 1, 10450

2.4 Definition der Physiotherapie und ihre Bedeutung im therapeutischen System

Herbert Jordan, einer der führenden Forscher auf dem Gebiet der Balneologie der DDR, schuf mit folgender Definition die Grundlage für das Verständnis des Fachgebietes der Physiotherapie.

„Physiotherapie ist im weitesten Sinne funktionelle Therapie, mit dem Ziel die körpereigenen reaktiven Leistungen in einem möglichst gesamtorganismischen Umfang zu stimulieren und zu optimieren. Sie besteht aus einer seriellen Applikation der ‚Physiotherapiemittel', deren Hauptparameter Qualität, Intensität, Applikationsdauer, Intervall, und Wiederholung sind" (Jordan 1985, S. 224).

Im komplexen System der medizinischen Betreuung wurden der Physiotherapie konkrete Aufgaben zugeschrieben, wie z.B. die Beurteilung der Belastbarkeit und Leistungsfähigkeit sowie die Durchführung komplexer Übungs- und Konditionierungsprogramme. In diesem Zusammenhang wurde die Physiotherapie primär als Reiz- und Reaktionsbehandlung gekennzeichnet, die sich vorwiegend physikalischer und gewebeschonender Applikationsformen mit adäquater Dosierung bediente. Die serielle Anwendung von physiotherapeutischen Maßnahmen zielte dabei auf Adaptatbildungen, die im physiologischen Variationsbereich blieben. Ferner galten Physiotherapiemittel hinsichtlich ihrer Wirkfaktoren als genau definierte Therapeutika. Infolgedessen wurden neue Behandlungsverfahren nur eingesetzt, wenn ihre wirkungsphysiologischen Bezüge bekannt, ihre Dosierbarkeit garantiert und ihr indikationsbezogener Nutzen ausreichend überprüft worden waren. Bei der Auswahl der Therapiemittel wurde hierbei insbesondere die Relation zwischen Aufwand, Nutzen und Risiko berücksichtigt (Cordes 1978, S. 8-12).

Die Physiotherapie stand in der DDR für einen selbständigen und interdisziplinären Teil im Gesamtsystem der medizinischen Wissenschaften. Der Rat der medizinischen Wissenschaft unterstrich 1983 die Bedeutung der Physiotherapie für das therapeutische System.

„Es wurde eingeschätzt, dass die Physiotherapie eine bedeutsame und unverzichtbare Komponente des Gesamtsystems der therapeutischen Möglichkeit darstellt und ihr dabei ein hoher Stellenwert zukommt, dass aber auch die Erarbeitung wissenschaftlicher Grundlagen, die Aufklärung der Wirkungsphysiologie und Präzisierung der Indikationsstellung zukünftig großer Aufmerksamkeit bedarf" (Reinhold 1985b, S. 373).

Auch Jordan wies in seinen ganzheitlichen Betrachtungen bereits zu Beginn der 80er Jahre der Physiotherapie eine integrative und teilweise auch eine alternative Position im therapeutischen System zu.

Von erkenntnistheoretischen Überlegungen ausgehend postulierte Jordan:

„Im Rahmen des therapeutischen Systems der Medizin ist die Physiotherapie nicht nur als eine komplementäre, wahlweise einsetzbare Therapieform zu betrachten, sondern muss als eine komplementaristische, d.h. aus dem Ganzheitskomplex eines Behandlungsplanes prinzipiell nicht herauslösbare Kategorie verstanden werden, die sich sowohl qualitativ als auch quantitativ reziprok zur Arzneimitteltherapie verhält" (Jordan 1985, S. 223).

Mit der Implementierung des Begriffs „komplementaristisch" schrieb er somit der Physiotherapie eine Notwendigkeitsfunktion zu. In diesem Zusammenhang hielt Jordan physiotherapeutische Therapiemaßnahmen umso früher und dringlicher für erforderlich, je weniger nützlich oder vertretbar sich andere Behandlungsformen des therapeutischen Systems erwiesen. Nachdrücklich betonte er, „dass anstelle eines therapeutischen ‚entweder-oder' das ‚sowohl-als-auch' zu treten hat" (Jordan 1986, S. 140). In diesem Sinne interpretierte er das therapeutische Gesamtsystem als dialektische Einheit.

2.5   Teilgebiete der Physiotherapie

Nach Cordes (1976, S. 5-9) wurde die Physiotherapie in 9 Teilgebiete gegliedert. Dabei ist die nachfolgende Darstellung nicht als Rangfolge zu betrachten, da die Physiotherapiemittel gleichberechtigt nebeneinander standen.

Kinesitherapie

Das Behandlungsverfahren der Bewegungstherapie bedeutete in seiner Anwendung die individuelle Anpassung der Körperbewegung an das pathologische Krankheitsgeschehen.

In diesem Zusammenhang umfasste die Therapie sowohl Übungen für einzelne Muskeln als auch das Einüben komplizierter Bewegungsabläufe.

Dabei schloss die Bewegungsbehandlung Krankengymnastik, Arbeits- und Sporttherapie ein. Zu den Kernelementen der Krankengymnastik zählten aktive und passive Bewegungen, isometrisches Muskeltraining, Lagerungen, Reflexbewegungen und die Bewegungs-behandlung im Wasser. Darüber hinaus wurden zum Anbahnen physiologischer Bewegungsmuster die so genannten Komplexbewegungen nach Kabat, die sich an der Methode der propriozeptiven neuromuskulären Fazilitation anlehnten, eingesetzt. Ferner kamen Übungen aus der Atem- und Entspannungstherapie zur Anwendung (Cordes 1970).

Die Ergotherapie beinhaltete primär handwerkliche Tätigkeiten zur Schulung der Feinmotorik. In der Sporttherapie wurde im Sinne des Rehabilitationssports eine der Schädigung entsprechend modifizierte Sportart durchgeführt (Cordes 1978). Eine besonders

Teilgebiete der Physiotherapie

innovative Behandlungsmethode stellte dabei das therapeutische Reiten (Hippotherapie) dar (Riede 1985 S. 345-347).

Manuelle Therapie

Unter dieser Therapieform wurden die manualtherapeutischen Untersuchungs- und Behandlungsmethoden auf dem Gebiet der reversiblen Funktionsstörungen des Bewegungssystems verstanden. Zur Lösung von Gelenkblockierungen existierten Manipulations-, Mobilisations- und Automobilisationstechniken. Darüber hinaus kam die so genannte Muskel-Energie-Technik, die einer Mobilisation in postisometrischer Relaxation entsprach, zur Anwendung. Die Manuelle Therapie fand jedoch erst spät Eingang in das physiotherapeutische Behandlungsspektrum der DDR (Cordes 1978; Schildt-Rudloff / Coburger 2003)

Massagetherapie

Sie umfasste Massagen ausschließlich zu therapeutischen Zwecken, so dass Sportmassagen und kosmetische Massagen davon ausgenommen waren. Das Behandlungsspektrum erstreckte sich neben der Klassischen Massage auch auf verschiedene Spezialmassagen, wie z.B. Segment-, Bindegewebs-, Periost- und Kolonmassage. Als indirekte Behandlungsmaßnahmen galten sowohl die Bürsten- als auch die Unterwasserstrahlmassage (Cordes 1970, 1978).

Elektrotherapie

Auf dem wirkungsphysiologisch differenten Gebiet der Elektrotherapie kam eine Vielzahl von Behandlungsverfahren zum Einsatz.

Im Niederfrequenzbereich (0-1000 Hz) wurden Plattenelektroden und hydroelektrische Teil- bzw. Vollbäder als Behandlungsform der Gleichstromtherapie (Galvanisation) verwendet. Als Sonderform der Galvanisation wurde die Iontophorese zur Inkorporation von Medikamenten durchgeführt. Darüber hinaus wurden die Reizströme nach Bernard und Träbert sowie verschiedene Impulsströme als Elektrostimulationsverfahren zur neuromuskulären Reizung und zur Schmerzbekämpfung angewandt. Hierbei wurden die transkutane elektrische Nervenstimulation (TENS) und die Elektroakupunktur als analgetische Impulsströme favorisiert. Im Mittelfrequenzbereich (1000-300000 Hz) existierte das Interferenzstromverfahren nach Nemec. Die Kurzwellen- und Mikrowellenbehandlung waren die bevorzugten Analgesieverfahren im Hochfrequenzbereich (ab 300 kHz) (Cordes 1978).

Ultraphonotherapie

In der Behandlung mit hochfrequenten mechanischen Schwingungen wurden in der DDR Geräte mit 800 bzw. 880 kHz eingesetzt. Als therapeutische Anwendung kamen Dauer- und Impulsschallform zum Einsatz (Cordes 1978).

Teilgebiete der Physiotherapie

Hydrotherapie

Zur Wasserbehandlung gehörte eine große Gruppe variabler Therapieverfahren.

So zählten zu den „Anwendungen mit dem Tuch" Waschungen, Abreibungen, Wickel, Umschläge, Packungen sowie Auflagen und Kompressen. Als „Anwendungen mit fließendem Wasser" seien exemplarisch die druckschwachen „Flachgüsse", Druckstrahlgüsse, verschiedene Duschformen sowie die Unterwasserstrahlmassage genannt. Die Wirkungen des hydrostatischen Drucks wurden bei Bädern und Teilbädern therapeutisch ausgenutzt. Eine weitere Therapieoption stellten Bäder ohne hydrostatischen Druck, wie z.B. Dampf- und Saunabäder dar (Cordes 1978).

Inhalationstherapie

Durch die Applikation therapeutisch wirksamer Substanzen in die Atemwege, wie z.B. Antibiotika, Glukokortikoide, Bronchospasmolytika, Sekretolytika, konnten Entzündungen und Infektionen der Schleimhaut durch eine lokale Behandlung therapiert sowie das Bronchialsystem gereinigt werden. Dies gelang mit Inhalationsnebel, welche in lungengängige, kleintropfige Aerosole (0,5-5μm) und nicht lungengängige, großtropfige Sprays (10-40μm) unterteilt wurden (Cordes 1978).

Phototherapie

Die Anwendung der Phototherapie erfolgte mit sichtbarem Licht sowie ultravioletten und infraroten Strahlen. Letztere wurden zur Erwärmung kalter Körperpartien vor der Massage und zur Behandlung älterer posttraumatischer Zustände oder chronischer Entzündungs-prozesse bevorzugt eingesetzt (Cordes 1978).

Balneo- und Klimatotherapie

Dieses Teilgebiet der Physiotherapie stand für die „ortsgebundenen Heilmittel" und repräsentierte somit den Schwerpunkt der Behandlung von Kranken an einem staatlich anerkannten Kurort oder Seeheilbad. Nach den lokalen Besonderheiten wurde in Trink-, Bäder-, Inhalations- und Klimakuren unterschieden, wobei diese ortseigenen natürlichen Heilmittel, wie z.B. Heilwässer, Heilpeloide, Heilgase und Heilklimafaktoren sinnvoll in den Gesamtheilplan ausgewählter Krankheitsbilder integriert wurden (Jordan 1964, 1975).

2.6 Schwerpunktsetzung bei physiotherapeutischen Behandlungsmaßnahmen

Die DDR folgte in ihren Behandlungskonzepten den Ergebnissen internationaler Studien. So wandte man sich z.b. nach Bekannt werden der Framingham-Studie verstärkt der sozialmedizinisch immer bedeutsamer werdenden Gruppe der Herz-Kreislauf-Erkrankungen zu. In der Physiotherapie führte dies auf dem Gebiet der Bewegungstherapie zu festgelegten Betreuungsprogrammen, so dass die Frühmobilisation nach Herzinfarkt ab 1973 Eingang in das bestehende Rehabilitationsprogramm fand (Conradi 1973, S. 243-248).

In diesem Zusammenhang wurde in den 70er Jahren zunehmend die enorme Relevanz aktiver physiotherapeutischer Maßnahmen (Bewegungstherapie als Gruppen- oder Einzelbehandlung, Wassergymnastik) erkannt. Bei den Verordnungen war jedoch die Relation deutlich zu Gunsten der passiven Maßnahmen, wie z.B. der Elektrotherapie und der Massage, verschoben.

In der im Jahr 1971 durchgeführten Analyse der ambulanten physiotherapeutischen Einrichtungen der Stadt Dresden offenbarten Brückner et al. (1973, Anlage 4; Anhang 1), dass von allen Verordnungen 35% auf die Massagetherapie und 30% auf die Elektrotherapie sowie Ultraschallbehandlungen entfielen. Die bewegungstherapeutischen Maßnahmen waren hingegen nur mit einem Anteil von 11% vertreten.[10] Auch in den folgenden Jahren zeigten sich keine deutlichen Veränderungen in der Schwerpunktsetzung des Behandlungsspektrums. So betrug 1980 in Berlin das Verhältnis von aktiven zu passiven physiotherapeutischen Leistungen im ambulanten Betreuungsbereich noch 1:2,6.[11] Während die Elektrotherapie 44,4% und die Massage 11,1% von den gesamten Therapieleistungen ausmachten, beinhalteten lediglich 17% aller physiotherapeutischen Behandlungen die Bewegungstherapie (Panzer et al. 1983, S. 68-70).[12] Im ambulanten Betreuungsbereich der Hauptstadt stieg in den folgenden Jahren die Gesamtzahl physiotherapeutischer Leistungen kontinuierlich an. Da die Mehrzahl der Verordnungen allerdings von Allgemeinmedizinern und nicht von den Fachärzten für Physiotherapie ausgestellt wurde, kam es nur zu geringfügigen Änderungen im Verhältnis von aktiven und passiven Leistungen (Jacob et al. 1986, S. 467-471).

Die obigen Daten spiegeln allerdings nur den ambulanten physiotherapeutischen Versorgungsbereich der Hauptstadt Berlin und der Stadt Dresden wider. Somit lassen sich die Ergebnisse nicht ungehindert auf andere Territorien der DDR oder den kurörtlichen und

---

[10] Vgl. Anhang: A 4.
[11] Vgl. Anhang: A 5.
[12] Vgl. Anhang: A 6.

stationären Betreuungsbereich übertragen. Zur damaligen Zeit wurden in der DDR jedoch die Elektrotherapieverfahren im physiotherapeutischen Behandlungsspektrum als Analgesieverfahren favorisiert und folglich auch das Versorgungsnetz mit Therapiegeräten stark ausgebaut (Stahn 1982, S. 56). Daher ist anzunehmen, dass vielleicht nicht im stationären, jedoch im gesamten kurörtlichen und ambulanten Betreuungsbereich der DDR die aufgezeigte Dominanz von passiven Maßnahmen existierte.

2.7 Die Bedeutung der Physiotherapie in den verschiedenen medizinischen Betreuungsbereichen

2.7.1 Ambulanter Betreuungsbereich

Durch ambulante physiotherapeutische Behandlungsmaßnahmen wurde ein sehr breites Indikationsspektrum abgedeckt. So wurden neben der Behandlung von akuten Erkrankungen auch Patienten aus dem stationären Bereich zur Nachbehandlung z.B. bei Frakturen oder Lähmungen übernommen, oder aber die Zeit bis zu dem Beginn einer Heilkur überbrückt.

Infolgedessen ergaben sich folgende Therapieschwerpunkte:
- Unfall- und Verletzungsfolgen
- Rehabilitation des Herzinfarktes Phase 2 und 3 nach WHO gemeinsam mit der Sportmedizin
- Chronisch bronchitische Syndrome besonders des Kindes
- postpartale Bandinsuffizienzen und Haltungsschäden
- Degenerative Leiden des Bewegungsapparates
- Haltungsschäden des Kindes   (Albrecht 1974, S. 257)

Brückner et al. (1973, S. 17) und Presber (1970, S. 713-719) zeigten in ihren Untersuchungen, dass fast zwei Drittel aller Indikationen im ambulanten physiotherapeutischen Bereich degenerative Erkrankungen des Skelettsystems sowie Haltungs- und Formanomalien der Wirbelsäule und Extremitäten betrafen. Insofern wurden auch die meisten Therapiemaßnahmen von den orthopädischen Fachabteilungen der Polikliniken angeordnet, gefolgt von den Fachbereichen der Chirurgie, Allgemeinmedizin und Inneren Medizin. Mit größerem Abstand wurden Rezepte für physiotherapeutische Behandlungen aus anderen Fachabteilungen, wie z.B. der Neurologie, der Pädiatrie oder der Gynäkologie ausgestellt.

Die Bedeutung der Physiotherapie in den verschiedenen medizinischen Betreuungsbereichen

Obwohl sich die prophylaktische Medizin zu einem Schwerpunkt innerhalb des Gesundheitswesens der DDR herausbildete, fanden Maßnahmen der primären Prävention im ambulanten Versorgungsbereich der Physiotherapie kaum statt. Die vorhandenen personellen Kapazitäten waren hierfür nicht ausreichend (Institut für Gesundheitserziehung 1988).[13]

Die Gesellschaft für Physiotherapie der DDR strebte bis zum Jahr 1980 eine Versorgungsquote von einem Facharzt für Physiotherapie je 50000 Bürger an.[14] Mit 340 praktizierenden Fachärzten für Physiotherapie wurde diese angestrebte Bilanz 1984 erreicht. Da jedoch ca. 40% der Fachärzte im Kur- und Bäderwesen tätig waren, konnte der entsprechende Bedarf im ambulanten Bereich der Physiotherapie nicht gedeckt werden (Reinhold 1985b, S. 373).

Ein weiteres Problem bestand darin, dass die Mehrzahl der physiotherapeutischen Verordnungen von Ärzten anderer Fachrichtungen, insbesondere von Allgemeinmedizinern, vorgenommen wurde. In einer Effektivitätsanalyse aus dem Jahre 1976 konnte in diesem Zusammenhang nachgewiesen werden, dass nur 1,1% aller Rezepte die notwendigen Informationen für eine fachgerechte Elektrotherapie enthielten, 6,1% der Rezepte kontraindizierte Maßnahmen beinhalteten und 73,5% ungenaue Verordnungen erfolgten.[15] Um einen gewissen Standard und damit auch Einheitlichkeit und Vergleichbarkeit im therapeutischen Vorgehen zu ermöglichen, wurden infolgedessen durch die Gesellschaft für Physiotherapie zentrale Therapieempfehlungen herausgegeben (Reinhold 1983, S. 386-392).

Obwohl der Ausbau der Physiotherapie im ambulanten Gesundheitswesen zur vordringlichen Aufgabe wurde, verhinderten oftmals Disproportionen zwischen personeller, räumlicher und apparativer Ausstattung eine indikations- und zeitgerechte Verordnung.
Hinsichtlich des personellen Versorgungsgrades mit physiotherapeutischen Fachkräften existierten große territoriale Differenzen. So wurde 1972 in Berlin ein physiotherapeutischer Versorgungsgrad von 1800 Einwohnern (EW) je Vollbeschäftigteneinheit (VBE) erreicht. Hingegen lag dieser Wert im selben Jahr in Dresden nur bei 4700 EW/VBE (Brückner et al. 1973, S. 60). Durch die Erhöhung der Immatrikulationszahlen von physiotherapeutischen

---

[13]   Eine Ausnahme bildete die Durchführung von vorbeugenden Maßnahmen für Arbeiter in den betriebseigenen medizinischen Einrichtungen. So fand beispielsweise zur Vermeidung von Berufskrankheiten für Fließbandarbeiter eine Pausengymnastik statt (Ruban 1981, S.38).
[14]   Zur Einführung des Facharztes siehe Kapitel 2.1.
[15]   Ministerdienstbesprechung: Vorlage 50/81. Stand, Probleme und die weiteren Aufgaben der Physiotherapie. 9.6.1981. In: BArch DQ 1, 6587, Anlage 5 - Analyse zur Effektivität ausgewählter Methoden der Elektrotherapie, S. 2

Fachschulkadern, konnte in den 70er Jahren eine gewisse Verbesserung der Versorgungslage erreicht werden.[16] Jedoch war auf dem Gebiet der DDR noch 1981 mit einer Anzahl von 5945 Physiotherapeuten, bzw. 2982 EW/VBE ein personelles Defizit zu verzeichnen.[17]

In vielen Einrichtungen ergaben sich für Patienten extrem lange Voranmeldezeiten für physiotherapeutische Behandlungen. Um längeren Arbeitsausfall zu vermeiden, wurden arbeitsunfähige Patienten bei der Vergabe von Behandlungsterminen bevorzugt. Die Therapie konnte in diesen Fällen meistens sofort oder binnen 14 Tagen begonnen werden. Nicht arbeitsunfähige Patienten mussten jedoch mit zum Teil völlig unzumutbaren Voranmelde-zeiten rechnen (Reinhold 1984, S. 1).[18] So ermittelten Brückner et al. (1973, Anlage 5) für das Stadtgebiet Dresden im Jahr 1971 Wartezeiten von 2-9 Monaten für eine Ultraschalltherapie, 1-6 Monate für Klassische Massage und für spezielle bewegungstherapeutische Verfahren, wie z.B. das Skolioseturnen, Anmeldezeiten bis zu einem Jahr.

Auch fehlte es in kleineren dezentralen Standorten an notwendigen Therapiegeräten, da diese teilweise veraltet, defekt oder schlichtweg nicht vorhanden waren. Die größte Differenz bestand in der Verfügbarkeit von Ultraschalltherapiegeräten und hydrotherapeutischen Anlagen, wie z.B. Wannen für Unterwasserdruckstrahlmassage. Auch waren die vorhandenen Räumlichkeiten für gruppengymnastische Übungen oftmals unzureichend (Brückner et al. 1973, S. 35-37).[19]

Darüber hinaus konnten zuweilen spezielle Behandlungsverfahren nicht angeboten werden, da die notwendigen Weiterbildungen nur bei einer kleinen Anzahl von Mitarbeitern vorhanden waren (Brückner et al. 1973; Ehrhardt 2000; Popp 2000).

Durch den Maßnahmeplan „Stand, Probleme und die weiteren Aufgaben der Physiotherapie" vom 29.7.1983 des Ministers für Gesundheitswesen wurde versucht diesen Missständen

---

[16] Während im Jahr 1972 400 Personen eine Ausbildung zum Physiotherapeuten begannen, stieg diese Zahl 1978 auf 777 an. Da für die Auszubildenden oftmals eine Unterbringung in einem Wohnheim erforderlich war, jedoch ein Ausbau dieser Kapazitäten nicht zeitnah realisiert werden konnte, war auch die Zunahme an Ausbildungsplätzen begrenzt.
Vgl. Ministerdienstbesprechung: Vorlage 91/73. Medizinische Fachschulausbildung - Vorstellungen für Übergangsregelungen für die sich ab 1.9.1974 noch in der Berufsausbildung befindenden Jugendlichen und Erwachsenen. 18.12.1973. In: BArch DQ 1, 24195, S.4 ; Ministerdienstbesprechung: Vorlage 130/78. Analyse der Arbeit im Studien- und Lehrjahr 1977/78 und Schlussfolgerungen für die weitere Entwicklung der medizinischen Fachschulausbildung und der Berufsausbildung im Gesundheitswesen. 28.11.1978. In: BArch DQ 1, 24215, Anlage 4

[17] Ministerdienstbesprechung: Vorlage 50/81. Stand, Probleme und die weiteren Aufgaben der Physiotherapie. 9.6.1981. In: BArch DQ 1, 6587, S. 7

[18] Vgl. hierzu auch: ebd., S. 1; Brief von Prof. Dr. Matzen, Direktor der orthopädischen Klinik der Karl-Marx-Universität Leipzig, an das Institut für Weiterbildung mittlerer medizinischer Fachkräfte vom 7.7.67. In: DQ 1, 10450, S. 1

[19] Ministerdienstbesprechung: Vorlage 50/81. Stand, Probleme und die weiteren Aufgaben der Physiotherapie. 9.6.1981. In: BArch DQ 1, 6587, S. 8

entgegenzusteuern und die bestehenden Niveauunterschiede zwischen den einzelnen Einrichtungen abzubauen. So sollte durch eine effektivere Auslastung der vorhandenen personellen und apparativen Kapazitäten, durch die Einrichtung von Früh-, Spät- und Sonnabendsprechstunden sowie durch die verstärkte Etablierung von physiotherapeutischen Abteilungen im Betriebsgesundheitswesen die Zugängigkeit der Physiotherapie für die Patienten erhöht werden. Des Weiteren wurde ein typisiertes Ausstattungs- und Leistungsprofil für alle ambulanten Einrichtungen angestrebt. In diesem Zusammenhang wurde 1983 auch der Leistungsvergleich zwischen den physiotherapeutischen Einrichtungen ins Leben gerufen (Gesellschaft für Physiotherapie der DDR 1984).

2.7.2 Stationärer Betreuungsbereich

Physiotherapeutische Behandlungsmaßnahmen kamen im stationären Bereich vorrangig bei Krankheitsbildern von großer sozialmedizinischer Bedeutung zum Einsatz.

Neben der Frühmobilisation des Herzinfarktes (Phase I und II nach WHO) und der Rehabilitation des zerebro-vaskulären Insultes, orientierte Albrecht 1974 hinsichtlich der bedeutsamsten Indikationen auch auf die Durchführung von Therapiemaßnahmen in der prä- und postoperativen Phase sowie die Behandlung von posttraumatischen Zuständen (Albrecht 1974, S. 258).

Durch eine Kooperationsvereinbarung mit der „Gesellschaft für Rehabilitation der DDR" existierte für eine Vielzahl von Erkrankungen bereits im stationären Bereich ein einheitliches Rehabilitationsprogramm (Uibe / Reinhold 1985, S. 379-380). Darüber hinaus wurden für die Patienten oftmals häusliche Übungsprogramme erstellt und diese bereits in der Klinik geübt.

Obwohl im stationären Gesundheitswesen die physiotherapeutische Betreuung der Patienten zum festen Bestandteil des Therapieplans gehörte, unterschieden sich die räumliche, personelle und apparative Ausstattung der physiotherapeutischen Abteilungen deutlich.

Infolgedessen nahmen Therapiemaßnahmen, die Effekte in kürzeren Zeiträumen erkennbar werden ließen und zugleich mit geringem apparativem Aufwand durchführbar waren, einen festen Platz im Behandlungsspektrum der Kliniken ein. So wurden bevorzugt Lagerungstechniken, Krankengymnastik und einige Varianten der Elektrotherapie durchgeführt. Anwendungen, die höhere Kosten und einen Mehraufwand an Personal und Räumlichkeit erforderten, waren nur in so genannten Leitkliniken, d.h. Universitätskliniken oder Bezirkskrankenhäusern, verfügbar.[20] Insbesondere fehlten moderne hydrotherapeutische

---

[20]   Zur Aufgabe der Leitkliniken siehe S. 11.

Anlagen. Oftmals erfolgte auch kein rationeller Einsatz der personellen und apparativen Kapazitäten der Physiotherapie (Callies et al. 1985, S. 54; Ruban 1981, S. 112-115).

Die Mehrzahl der in den Einrichtungen des Gesundheitswesens angestellten Physiotherapeuten wurde im ambulanten Sektor eingesetzt. So betrug 1978 in Berlin der Anteil an Physiotherapeuten, die in stationären Gesundheitseinrichtungen tätig waren, lediglich 26,6%. Die stetige Verkürzung der Verweildauer, die Erhöhung des Anteils operativ zu versorgender Patienten sowie der gestiegene Anteil älterer Bürger in den stationären Einrichtungen stellten jedoch erhöhte personelle Anforderungen an die stationären physiotherapeutischen Abteilungen. Eine weitere Belastung ergab sich durch die verstärkte Verordnung von Mobilisationsmaßnahmen. Hierdurch sollte ein Mangel an Pflegefachkräften kompensiert werden. Mit Hilfe einer langfristigen Kaderplanung gelang es letztendlich die Anzahl der beschäftigten Physiotherapeuten in stationären Einrichtungen zu erhöhen.

Darüber hinaus wurde angestrebt in jedem Bezirkskrankenhaus einen Chefarztbereich für Physiotherapie zu etablieren, um die Position der stationären Physiotherapie weiter zu verbessern (Panzer et al. 1983, S. 65-73).

2.7.3 Kur- und Bäderwesen

Die Kurorttherapie war Teilstück im Gesamtsystem der medizinischen Betreuung der DDR und beinhaltete prophylaktische, therapeutische und rehabilitative Zielstellungen. Insofern wurden Kuren als medizinische Maßnahmen zur Erhaltung, Förderung und Wiederherstellung der Gesundheit und der Leistungsfähigkeit der Bevölkerung durchgeführt.

Hinsichtlich des gewünschten Therapieergebnisses wurde zwischen Heilkuren, Genesungskuren und prophylaktischen Kuren unterschieden (Jordan 1964, S. 7). Während Heilkuren darauf abzielten, bei Vorliegen einer Grundkrankheit die Leistungs- und Arbeitsfähigkeit zu erhalten bzw. wiederherzustellen und somit einer Frühinvalidität entgegenzuwirken, sollten Genesungskuren nach längeren, schweren Erkrankungen oder nach größeren operativen Eingriffen den Prozess der Wiederherstellung von Gesundheit beschleunigen. Prophylaktische Kuren galten als vorbeugende Erholungskur und nahmen mit ca. einem Drittel aller Kuren einen hohen Stellenwert ein. Die Zielgruppe der Kuren waren Berufstätige und Kinder. Hingegen wurde nur ein geringer Teil der Kuren an Rentner vergeben. 1981 betrug der Anteil der Kinderkuren 17,6%; dies stellt für heutige Verhältnisse einen bedeutenden Anteil der Kurmaßnahmen dar (Statistisches Bundesamt 1994, S. 271).

Die Bedeutung der Physiotherapie in den verschiedenen medizinischen Betreuungsbereichen

Während die mehr als 160 Kliniken und Sanatorien entsprechend ihren Indikations-
schwerpunkten vornehmlich für Heil- und Genesungskuren genutzt wurden, standen ca. 700
FDGB-Ferienheime und betriebliche Erholungsobjekte für die außerhalb der Ferienzeiten
stattfindenden prophylaktischen Kuren zur Verfügung. Die Behandlung für Heil- und
Genesungskuren war für Bürger der DDR kostenlos. Bei einem Verdienst von unter 600 Mark
pro Monat wurden auch für prophylaktische Kuren die Kosten vollständig von der
Sozialversicherung übernommen. Durch diese im internationalen Vergleich sehr günstigen
Konditionen, hatten kurörtliche Therapieverfahren einen entsprechend hohen Stellenwert im
Bewusstsein der Bürger (Frerich / Frey 1993, S. 302).

1980 wurde mit 363901 durchgeführten Kuren ein hoher Versorgungsgrad im Kur- und
Bäderwesen der DDR erreicht. Dennoch bestand auch noch mit einer Kapazität von 217
Kuren pro 10000 Bürger eine Diskrepanz zwischen den zur Verfügung stehenden Kurplätzen
und dem Kurbedarf in der Bevölkerung (Statistisches Bundesamt 1994, S. 271). Dieses
Missverhältnis wurde dadurch verstärkt, dass im Kurwesen der DDR kein gesundheits-
touristischer Markt existierte. Infolgedessen gab es auch für Selbstzahler nicht die
Möglichkeit Kurbehandlungen in Anspruch zu nehmen (Bähre 2003, S. 264). Durch die Einführung einer zentralen Kurenvergabe und eines rationalisierten Einweisungssystems konnte
jedoch eine gewisse Verbesserung der Verhältnisse erreicht werden (Jordan 1976, S. 14).

Entsprechend den sozialpolitischen Maßnahmen wurden Werktätige, die unter komplizierten
und schweren Bedingungen arbeiteten, wie z.B. Schichtarbeiter und berufstätige Frauen mit
Kindern, bevorzugt für Kuren vorgesehen. So wurden 1978 58,9% der Heilkuren und 68,7%
aller prophylaktischen Kuren für Arbeiter bereitgestellt. Von diesen an Arbeiter vergebenen
Kuren entfiel dabei ca. ein Drittel auf Schichtarbeiter (Wolfram / Ploss 1981, S. 230).

Die Ausstattung mit therapeutischen Struktureinheiten war in den Kliniken und Sanatorien
des Kur- und Bäderwesens zu Gunsten der Physiotherapie verschoben. Infolgedessen nahm
auch der Facharzt für Physiotherapie eine zentrale Stellung im ärztlichen Behandlungsteam
ein. Physiotherapeutische Maßnahmen wurden im Kur- und Bäderwesen als Komplextherapie
eingesetzt. Dies brachte den Vorteil, dass ortsgebundene Heilmittel, wie z.B. Peloide oder
Klima in die verschiedenen Behandlungsverfahren der Physiotherapie eingebunden werden
konnten. Darüber hinaus wurde der Aufenthalt der Kurpatienten zur Förderung des
Gesundheitsbewusstseins bei gleichzeitiger praktischer Schulung gesundheitsfördernder
Verhaltensweisen genutzt (Jordan 1975, S. 14).

Die Dauer einer Heil- und Genesungskur betrug für Erwachsene im Durchschnitt 27 Tage.
Diese relativ lange und konzentriert genutzte Behandlungszeit ermöglichte die phasenhafte

Umstellung adaptativer und reaktiver Prozesse bei gleichzeitiger Herauslösung aus den Alltagsbeziehungen (Jordan 1976, S. 32).

Ein Paradigmenwechsel führte in den 70er Jahren dazu, dass das Prinzip der passiven Schonung des Kranken im Kurort aufgegeben wurde und zunehmend mehr aktivierende Maßnahmen in die Therapiepläne aufgenommen wurden (Jordan 1975, S. 16-19).

Zu Beginn der 80er Jahre verschlechterten sich der bauliche Zustand einiger Klinken und Bäder sowie deren technische Ausstattung. In den physiotherapeutischen Abteilungen waren hierbei insbesondere die hydrotherapeutischen Anlagen betroffen. Wegen notwendiger Rekonstruktionsmaßnahmen wurden deshalb verschiedene Einrichtungen geschlossen (Bähre 2003, S. 149).

2.8 Das Forschungsprofil der Wissenschaftsdisziplin Physiotherapie

Die Physiotherapie war ein integraler Bestandteil im Gesamtsystem der medizinischen Wissenschaften der DDR. In den Anfängen galt es, durch die definitorische Einführung von Begriffen sowie der Schaffung einer eindeutigen fachbezogenen Informationssprache, eine Basis für die Systematisierung der eigenen Wissenschaftsdisziplin zu schaffen (Callies et al. 1988, S. 5-10). Da die Mehrzahl der physiotherapeutischen Therapiemethoden sich zwar empirisch bewährt hatte, jedoch nicht ausreichend wissenschaftlich begründet war, wurde es zum Ziel der klinisch experimentellen Forschung, die Physiotherapiemittel bezüglich ihrer Indikationskriterien und ihrer abstufbaren Dosierung zu überprüfen sowie den physiologischen Wirkmechanismus aufzuklären. Als langfristige Forschungsaufgabe galt es, in einem weiteren Schritt die Wirkung von physiotherapeutischen Behandlungsmethoden in der Kombinationstherapie zu eruieren und somit Strategien für optimale Therapiekomplexe zu entwickeln (Callies 1985, S. 323-326; Jordan 1986, S. 139-144).

Die Physiotherapieforschung bezog sich primär auf sozialmedizinisch bedeutsame Krank-heitsgruppen und wurde interdisziplinär, d.h. in Zusammenarbeit mit anderen Fachgebieten der Wissenschaftsdisziplin Medizin, durchgeführt (Callies et al. 1989, S.381-386).

Eine Teilnahme an internationalen Symposien im Ausland war meist nur für ausgewählte Fachärzte, nicht jedoch für Physiotherapeuten, möglich (Vgl. Riede 1987).[21] Darüber hinaus wurde durch die Verschlechterung der politischen Situation der wissenschaftliche Austausch zwischen nicht sozialistischen Ländern und der DDR ab 1961 deutlich eingeschränkt (Popp

---

[21] Reisebericht über den VI. Internationalen Kongress der World Confederation for Physical Therapy, 1970. In: DQ 1, 10450

2000). Infolgedessen fanden die innovativen Entwicklungen von Behandlungstechniken in der Krankengymnastik aus dem angloamerikanischen Raum, wie z.b. die Therapie nach Bobath und das Konzept der „Propriozeptiven Neuromuskulären Fazilitation" (PNF), erst verspätet Eingang in den wissenschaftlichen Diskurs der Physiotherapie der DDR.

Zu den sozialistischen Staaten bestanden hingegen gute Kontakte, so dass deren Forschungsergebnisse umgehend in die bestehenden Behandlungskonzepte eingearbeitet werden konnten. So wurden z.b. die an der Karls-Universität in Prag entwickelten und für das Fachgebiet fundamentalen Therapiekonzepte der Manuellen Muskelfunktionsdiagnostik von Vladimir Janda sowie die Reflexlokomotion bei zerebralen Bewegungsstörungen von Václav Vojta in den Fortbildungskatalog in Form von Spezialisierungslehrgängen für Physiotherapeuten aufgenommen (Janda 1959; Vojta 1974).[22]

Mit der Bearbeitung von Forschungsfragen wurden hauptsächlich die Fachärzte für Physiotherapie beauftragt. Hingegen lag der Aufgaben- und Handlungsbereich von Physiotherapeuten vordergründig in der behandelnden Tätigkeit. Die physiotherapeutischen Fachschulkader waren während ihrer Ausbildungszeit sowie in ihrer späteren praktischen Tätigkeit durch das Neuererwesen und die Messe der Meister von Morgen (MMM) in die Erforschung von Rationalisierungsprozessen einbezogen (Institut für Weiterbildung mittlerer medizinischer Fachkräfte 1982b).[23]

Die ärztliche Forschung konzentrierte sich primär auf die physikalischen Therapiemethoden, da sich die hierfür notwendigen naturwissenschaftlichen Forschungsdesigns einfacher entwickeln und die Forschungsergebnisse leichter messen ließen. Auf dem Gebiet der Bewegungstherapie ergaben sich nur vereinzelte wissenschaftliche Fortschritte, die auf das zielstrebige Engagement von Physiotherapeuten zurückzuführen sind. Exemplarisch dafür stand die Entwicklung der „Kommunikativen Bewegungstherapie" durch Anita Wilda-Kiesel

---

[22]   Als Vojta nach der gewaltsamen Niederschlagung des Prager Frühlings 1968 in die BRD emigrierte, wurde zwar seine Behandlungsmethode weiterhin gelehrt, jedoch eine Verbindung mit seinem Namen vermieden (Ehrhardt 2000; Popp 2000).

[23]   Die „Neuererbewegung" war eine Form des sozialistischen Wettbewerbs, in der die Angestellten und Arbeiter dazu aufgefordert wurden, Verbesserungsvorschläge, die zu einer höheren Produktivität an ihrem Arbeitsplatz führen, einzureichen. Umgesetzte Entwürfe wurden von den Betrieben mit Geldbeträgen und Auszeichnungen großzügig prämiert. Dabei brachte die „Neuererbewegung" nicht nur einen ökonomischen Nutzen, sondern zielte darauf ab, das Wissen der Arbeiter und Angestellten kontinuierlich zu erweitern sowie eine Motivation für die Arbeit und eine gesellschaftliche Aktivität frühzeitig herzustellen bzw. zu fördern (Vgl. Ludz 1975, S. 780-781).
Die Messe der Meister von Morgen (MMM) war ein spezieller Beitrag zur Neuererbewegung, woran sich Jugendliche und Erwachsene bis zu einem Alter von 25 Jahren beteiligen konnten. Dieser Wettbewerb wurde von der Jugendorganisation „FDJ" organisiert und fand seit 1958 jährlich statt. Die Vorschläge, die hauptsächlich auf eine Verbesserung der Rationalisierung, der Arbeitsbedingungen sowie des Arbeitsschutzes abzielten, wurden auf einer ersten Ebene in den Betrieben, Schulen, Fachschulen und Hochschulen ausgestellt. Nach einem Auswahlverfahren wurden die Ideen auf Kreis- und Bezirksebene bzw. auf der zentralen MMM in Leipzig präsentiert. Die Veranstaltung ähnelte dem einige Jahre später in der BRD eingerichteten Wettbewerb „Jugend forscht" (Vgl. Ludz 1975, S. 560).

in den 60er Jahren. Ihr gelang es damit erstmals ein geeignetes physiotherapeutisches Behandlungsverfahren in die Psychotherapie zu integrieren (Wilda-Kiesel 1987). Bedeutende Fortschritte entstanden auch auf dem Gebiet der Atemtherapie durch Katharina Knauth. Mit der Einführung fremder Therapiekonzepte in unseren Kulturkreis, wie z.B. Yoga, bereicherte sie das Methodenangebot zur Behandlung psychosomatischer Erkrankungen (Böttcher 2000; Edel / Knauth 1984; Knauth 1973).

Die „Zeitschrift für Physiotherapie" wurde zum Spiegel der wissenschaftlichen Entwicklung. In den fünfziger Jahren stand die Erforschung von Behandlungsmethoden auf den Gebieten der Elektrotherapie und Hydrotherapie im Vordergrund. Somit dominierten auch die Publikationen in diesen Themenbereichen. Dem internationalen Trend folgend, nahm ab 1965 das Interesse an dem Forschungsgebiet der Bewegungstherapie zu, so dass ab diesem Zeitpunkt eine Verdopplung in der Anzahl der Veröffentlichungen eintrat. Darüber hinaus wurden Beiträge zur Kurorttherapie mit hoher Frequenz publiziert. Prophylaktische Therapiemaßnahmen waren darin zwar gelegentlich enthalten, wurden jedoch als eigenständige Inhalte nur selten thematisiert (Callies 1974, S. 254).

Bedeutende wissenschaftliche Forschungsleistungen wurden erstmals 1974 von der Gesellschaft für Physiotherapie mit der „Medaille der Gesellschaft für Physiotherapie der DDR" geehrt, welche ab 1979 als „Julius-Grober-Preis" vergeben wurde (Gesellschaft für Physiotherapie der DDR 1980, S. 71)

3   Physiotherapieausbildung in der DDR

3.1   Veränderungen in der Sowjetischen Besatzungszone bis zur Gründung der DDR (1945-1949)

Nach dem Ende des Zweiten Weltkriegs und der Zerschlagung des Dritten Reichs lagen große Teile des Gesundheitswesens und damit auch die Ausbildung des medizinischen Fachpersonals am Boden. Mit der Bildung der Sowjetischen Besatzungszone (SBZ) wurde am 9. Juni 1945 als höchstes militärisches Verwaltungsorgan die Sowjetische Militäradministration (SMAD) konstituiert. Bis zur Übertragung der Verwaltungshoheit an die Regierung der DDR am 10. Oktober 1949 wirkte die SMAD beim Wiederaufbau des Landes innerhalb der von der eigenen Regierung vorgegebenen Rahmenbedingungen und war somit auch für den Aufbau neuer Strukturen im Gesundheitswesen zuständig. Als Abteilung der SMAD wurde hierfür die Deutsche Zentralverwaltung für Gesundheitswesen (DZGV) gegründet (Foitzik 1990, S. 7-10; Welsh 1990, S. 244-252).

Durch den SMAD-Befehl Nr. 40 vom 25.08.1945, der die Vorbereitung der Schulen auf die Wiederaufnahme des Lehrbetriebes betraf sowie durch den „Aufruf zur demokratischen Schulreform" des Zentralkomitees der KPD und des Zentralausschusses der SPD vom 18.10.1945, wurde der Umwälzungsprozess zur Demokratisierung im Bildungswesen eingeleitet und die künftige politische Richtung definiert. Die „Gesetze zur Demokratisierung der deutschen Schule" wurden bis zum Juni 1946 in allen Ländern und Provinzen der sowjetisch besetzten Zone angenommen. In diesem Zusammenhang sollten durch die Schaffung einer Einheitsschule, die sich in die Vorstufe (Kindergarten), die Grundstufe (Grundschule), die Oberstufe (Berufs- oder Fachschule und Oberschule) und die Hochschule (Universität) gliederte, die bürgerlichen Bildungsprivilegien beseitigt und somit gleiche Bildungschancen für alle Menschen eröffnet werden. Insofern zielten auch die „Schulpolitischen Richtlinien" der SED vom August 1949 darauf ab, „eine neue Intelligenz besonders aus den Reihen der Werktätigen" zu entwickeln (Fiedler 1981, S. 194).

Infolgedessen kam es auf dem Gebiet der Berufsausbildung von medizinischem Fachpersonal zu einem frühzeitigen und völligen Bruch mit den Strukturen, die noch aus dem Zeitraum des Nationalsozialismus existierten, wobei jedoch das System der zentralistischen Leitung zumindest formal aufrechterhalten wurde. In Anlehnung an das sowjetische Bildungssystem wurde für die Heilhilfsberufe der Begriff - mittleres medizinisches Personal - und für die

Veränderungen in der Sowjetischen Besatzungszone bis zur Gründung der DDR (1945-1949)

Ausbildungsinstitutionen die Bezeichnung - medizinische Fachschule - in den amtlichen Sprachgebrauch eingeführt. Da dem SMAD-Befehl Nr. 40 hinsichtlich einer konsequent durchzuführenden Entnazifizierung des Lehrpersonals an den medizinischen Schulen auf Grund des akuten Personalmangels im Gesundheitswesen noch nicht vollständig entsprochen werden konnte, wurde der spontan im September 1945 wieder aufgenommene Lehrbetrieb vorläufig eingestellt (Wolff 1994, S. 157). Darüber hinaus wurde die Entfernung sämtlicher nazistischer Ideologien aus den bestehenden Curricula für die Wiedereröffnung der Schulen zur Voraussetzung für die Wiederaufnahme des Unterrichts. An die Stelle des nationalsozialistischen Gedankenguts trat jetzt der „politische Unterricht", in dem die Vertreter der antifaschistisch-demokratischen Parteien und Organisationen zu ihren Programmen Stellung nahmen.

Obwohl mit der Demokratisierung im Bildungswesen die Herausbildung einer neuen Lehrergeneration in Angriff genommen wurde, gelang es bis 1950 nicht, das durch eine Parteimitgliedschaft in der NSDAP vorbelastete Lehrpersonal vollständig aus den medizinischen Schulen zu entfernen. Insbesondere in der praktischen Lehrunterweisung in den Gesundheitseinrichtungen sowie bei nebenamtlich tätigen ärztlichen Lehrern mit spezifischem Fachwissen konnte auf Grund von Personalnotstand kein Ersatz gefunden werden (Bränzel 1988, S. 27).

Nachdem die neuen Lehrprogramme, die für die Berufsgruppe der Masseure bis zum Januar 1946 und für die Krankengymnasten bis zum August 1946 zur Bestätigung bei der DZVG vorlagen, konnte im Frühjahrssemester 1946 der Unterricht für das mittlere medizinische Personal beginnen (Bränzel 1988, S. 8). Dabei gingen die zuvor teilweise privat geführten Krankengymnastik- und Massageschulen in kommunale Verantwortung über (Wolff 1994, S. 159).

Eine Aufarbeitung der fachlichen Lehrinhalte hatte aus zeitlichen Gründen nicht stattgefunden, so dass die bis 1945 gültigen Lehrpläne vorerst weiterhin die Grundlage für die Ausbildung von Krankengymnasten bildeten. Vorerst blieb somit auch die Ausbildungszeit, die seit der Gründung der ersten „Lehranstalt für Heilgymnastik" in Kiel im Jahre 1900 zwei Jahre betrug, bestehen (Vgl. Hüter-Becker 2004a, S. 13). Durch die Verteilung des Lehrstoffs auf vier Semester bestand zudem die Möglichkeit, bereits nach Absolvierung des ersten Ausbildungsjahres das staatliche Examen als Masseur abzulegen. Vor dem Beginn der Ausbildung hatten die Schüler einen sechswöchigen Krankenpflegekurs zu durchlaufen, um praktische Kenntnisse auf dem Gebiet der allgemeinen Krankenpflege zu erwerben und die

Arbeitsabläufe in einem Krankenhaus kennen zu lernen. Darüber hinaus wurden Kenntnisse in Stenographie sowie das Maschineschreiben vorausgesetzt (Boenig 1949, S. 12-15). Als weitere Zulassungsvoraussetzung wurde die abgeschlossene höhere Schulbildung gefordert. Diese, für die Ausbildung von mittlerem medizinischem Personal, hohen Vorbildungsanforderungen erschwerten den Zugang für Bewerber aus niedrigeren Sozialschichten, wie z.B. für Kinder aus Arbeiter- und Bauernfamilien. Damit konnte die von der SED angestrebte Erhöhung des Anteils von Vertretern aus der Arbeiterklasse und der Schicht der Bauern bis zur Reform der Medizinischen Fachschulen im Jahr 1950 nicht erfolgen (Bränzel 1988, S. 39).

Um den bestehenden Ärztemangel auf dem Territorium der Sowjetischen Besatzungszone zu kompensieren, wurde am 17. September 1946 durch einen Erlass der DZVG und der Zentralverwaltung für Volksbildung den Angehörigen der Heilhilfsberufe, wie z.B. Krankengymnasten oder Krankenschwestern, die Möglichkeit zum Medizinstudium ohne vorhergegangene Reifeprüfung gegeben. Diese einmalige und befristete Maßnahme wurde erstmalig zum Sommersemester 1947 und letztmalig zum Sommersemester 1948 in Form eines Sonderstudiums realisiert (Deutsche Zentralverwaltung für Volksbildung / Deutsche Zentralverwaltung für das Gesundheitswesen 1946, S. 304).

Mit der Gründung der DDR im Jahre 1949 widmete sich das neu gebildete Ministerium für Arbeit und Gesundheitswesen der notwendigen Aufgabe einer Umgestaltung der medizinischen Schulen. Als Leiter der Abteilung Schulung übernahm Michael Gehring in Zusammenarbeit mit Maxim Zetkin, dem ehemaligen Vizepräsidenten der DZVG, den Auftrag, die Strukturen des sowjetischen Bildungssystem in der Medizin als Modell für die anstehende Reform der Ausbildung von mittleren medizinischen Fachkräfte in der DDR zu analysieren (Wolff 1994, S. 161).

Auf Grund der prekären Lebenssituation der Menschen in der SBZ, die von Unterernährung, Mangel an Kleidung und Heizmaterial, beengten und ungesunden Wohnverhältnissen sowie der Gefahr von Seuchen und Infektionskrankheiten geprägt war, ist davon auszugehen, dass sich die Umsetzung der geplanten Ausbildung in der unmittelbaren Nachkriegszeit äußerst schwierig gestaltete (Ruban 1981, S. 12).

3.2 Die Ausbildung von Krankengymnasten an Medizinischen Fachschulen (1950-1960)

Durch die „Regierungsverordnung zur Neuordnung des Fachschulwesens in der DDR" vom 23. März 1950 wurden die bisherigen Schulen für Krankengymnastik und Massage in „Medizinische Fachschulen" umbenannt und in das staatliche Bildungssystem überführt. Auf Grund der gesetzlichen Neuregelung wurden diese Bildungseinrichtungen zu „Schulen, die aus öffentlichen Mitteln unterhalten werden, außerhalb der Berufsschulpflicht liegen, der beruflichen Aus- und Weiterbildung dienen und zur Hochschulreife der betreffenden Fachrichtung führen", erklärt (Gesetzblatt der DDR 1950b, S. 948). Im Kontext der Reformen, die sich an den sowjetischen Bildungsstrukturen orientierten, erfolgte dabei auch die inhaltliche und organisatorische Umgestaltung der mittleren medizinischen Berufsausbildung. Infolgedessen wurden die Medizinischen Fachschulen zu selbständigen Einrichtungen, die dem Ministerium für Gesundheitswesen der DDR direkt unterstanden, wobei jedoch die Ministerien der jeweiligen Länderregierungen, bzw. nach der Verwaltungsreform im Jahre 1952, die Räte der Bezirke, die unmittelbare Verwaltungs- und Anleitungsfunktion übernahmen. Dem Ministerium des Inneren kam eine besondere Bedeutung zu, indem es über die Eröffnung und Schließung von Fachschulen entschied. Aus bildungsökonomischen Gründen wurden Großschulen konstituiert, die oftmals mehrere Ausbildungsrichtungen und zum Teil auch kleinere Bildungseinrichtungen unter einer gemeinsamen Leitung vereinten (Bränzel 1988, S. 61-65).

Mit der Gliederung der Ausbildung an den Medizinischen Fachschulen in eine Unter-, Mittel-, und Oberstufe, die jeweils ein Jahr zur Vermittlung von theoretischen Kenntnissen sowie ein praktisches Jahr beinhaltete, sollte die Möglichkeit für einen konsekutiven Bildungsweg in den mittleren medizinischen Fachberufen geschaffen werden (Gehring 1950, S. 275-278). In Hinblick auf die angestrebte Zentralisierung aller Verantwortlichkeiten sowie die Anhebung der qualitativen Arbeit an den Medizinischen Fachschulen wurden als hauptberufliche Schuldirektoren kompetente Vertreter des Fachbereichs eingesetzt. Damit entfiel die bisher in nebenamtlicher Tätigkeit durchgeführte Leitung der Bildungseinrichtungen durch die Chefärzte der Trägerkrankenhäuser. Um die Wissenschaftlichkeit des medizinischen Unterrichts abzusichern, wurde der Schulleitung jedoch weiterhin ein ärztlicher Berater zugeordnet. Für die Umsetzung der politischen Bildungsarbeit wurden Lehrer für Gesellschaftswissenschaften zu stellvertretenden Schulleitern berufen, deren Aufgabe im Wesentlichen „in dem Kampf um die Verwirklichung der Prinzipien der Sowjetpädagogik an der Schule und in der Entlarvung aller reaktionären und fortschrittsfeindlichen Theorien in den fachlichen Unterrichtsgegenständen" bestand (Gehring 1951, S. 166). Zur weiteren Sicherung des politischen Einflusses der SED wurden an den Medizinischen Fachschulen FDJ-Schulgruppen, die die Position der bisherigen Studenten- bzw. Schülervertretungen einnahmen, etabliert (Gehring 1951, S. 166). Durch die Unterbringung der Studierenden in Internaten, konnte die pädagogische Arbeit auf die unterrichtsfreie Zeit erweitert werden. Im Fokus stand dabei die kollektive Erziehung, in der die Auszubildenden lernten, „einen egoistischen, persönlichen Wunsch den Forderungen und Notwendigkeiten der Gemeinschaft unterzuordnen" (Gehring 1949, S. 160). Die Versorgung mit einer ausreichend großen Zahl von Wohnheimplätzen bereitete jedoch zu Beginn der 50er Jahre noch vielfach Schwierigkeiten (Bränzel 1988, S. 46).

Das bildungspolitische Ziel, den Anteil der Studierenden aus den Reihen der Arbeiter und Bauern zu erhöhen, wurde versucht mit Hilfe einer bevorzugten Vergabe von Stipendien zu lösen. Folglich waren mindestens 75 % der finanziellen Studienbeihilfen, die pro Auszubildenden eine monatliche Zahlung zwischen 125 und 160 DM darstellte, für Bewerber aus Arbeiter- und Bauernfamilien vorgesehen (Gesetzblatt der DDR 1950a, S. 17-20). Die gewünschte Veränderung der Sozialstruktur an den Medizinischen Fachschulen trat zunehmend ein, so dass 1960 61,3 % der Studenten aus dem favorisierten Personenkreis stammte (Staatliche Zentralverwaltung für Statistik 1961, S. 126).

In Zusammenhang mit der Einführung der Medizinischen Fachschulen entstanden auch für die Ausbildung von Krankengymnasten gravierende Veränderungen. So führte die „Anordnung über die Neuordnung der Ausbildung in der Massage und Heilgymnastik" vom 14. Dezember 1950 zur Vereinigung der beiden zuvor stark voneinander abgegrenzten Handlungsbereiche (Ministerium für Gesundheitswesen 1951). Indem die künftigen Krankengymnasten befähigt wurden sämtliche Verordnungen im physikalisch-therapeutischen Bereich durchzuführen, zielte die Novellierung der Berufsausbildung insbesondere darauf ab, den bestehenden Fachkräftemangel und die damit verbundenen Disproportionen in der Patientenversorgung zu beseitigen. Anfangs wurde seitens der Krankengymnasten der Implementierung eines Universalberufes mit heftigem Widerstand begegnet, da ihre bisherige Ausbildung ein Studium von zweijähriger Dauer umfasste, jedoch die Masseure für die Ausübung ihrer Tätigkeit nur einen sechsmonatigen Lehrgang durchliefen. Infolgedessen fürchteten die Krankengymnasten um eine Abwertung ihres Berufsstandes (Hamann 1950; Helming / Brandt 1953; Lehnert / Heßner 1953; Stoletzky 1950).

Die Ausbildung von Krankengymnasten an Medizinischen Fachschulen (1950-1960)

Da das neue Lehrprogramm zunächst als Unterstufenausbildung konzipiert wurde, und daher nur ein Jahr Theorie mit anschließendem praktischem Jahr vorsah, bedeutete dies für die Krankengymnastik zunächst eine deutliche Absenkung des fachlichen Niveaus. Allerdings wurde die Berufsausbildung bereits 1953 um ein zweites theoretisches Jahr erweitert und 1954 zur Mittelstufe profiliert, was letztlich zu einer Aufwertung der gesamten Berufsgruppe führte (Bränzel 1988, S. 82).

Basierend auf der Forderung nach der Vermittlung einer höheren Allgemeinbildung an den Medizinischen Fachschulen, kam es zur Aufnahme mehrerer neuer Unterrichtsfächer, wie z.B. Mathematik, Physik, Chemie, Deutsch, Russisch, Sport und Gesellschaftswissenschaft.[24] Das zuletzt genannte Lehrgebiet diente der Formung einer sozialistischen Persönlichkeit und nahm deshalb einen besonderen Stellenwert ein. Um die Studierenden mehr praxisbezogen auszubilden, wurden allerdings die Anteile der allgemeinbildenden Fächer bis 1960 zu Gunsten des Fachunterrichtes mehrfach nach unten korrigiert (Bränzel 1988, S. 91).

Über die Lehrinhalte der Krankengymnastik, Massage, Grundgymnastik und physikalischen Therapie hinaus, erhielten die Studierenden eine fachtheoretische und fachpraktische Ausbildung in den Gebieten Orthopädie, Chirurgie, Innere Medizin, Gynäkologie, Neurologie sowie Kinderheilkunde. Anhand der erlangten Kenntnisse und Fertigkeiten wurde von den Absolventen erwartet, dass sie entsprechend den ärztlichen Anweisungen individuelle Behandlungspläne für die Patienten erstellen.

Die Ausbildung endete nach dem zweiten Studienjahr mit einer staatlichen Abschlussprüfung. Bevor jedoch die Berufserlaubnis erteilt wurde, war ein drittes praktisches Jahr zu leisten, in dem die Absolventen zwei ausführliche Behandlungsprotokolle und eine umfassende Hausarbeit anzufertigen hatten, die von der Medizinischen Fachschule begutachtet und bewertet wurden. Nach erfolgreichem Verlauf des Praktikums, das durch eine Beurteilung der Mentoren aus den Gesundheitseinrichtungen bestätigt wurde, konnte die staatliche Anerkennung vergeben werden (Bränzel 1988, S. 80; Schenk / Kühn 1955, S. 297-298).

Da die Medizinischen Fachschulen außerhalb der Berufsschulpflicht lagen, konnte ein Studium erst nach erfolgter Berufsausbildung und nach vollendetem 17. Lebensjahr aufgenommen werden. Allerdings existierte im physiotherapeutischen Bereich kein Lehrberuf, so dass die Bewerber eine Ausbildung in Fremdberufen absolvieren mussten. Infolgedessen konnte in den Medizinischen Fachschulen nicht auf medizinische Grundkenntnisse aufgebaut werden. Um einerseits diese Missstände zu beheben und andererseits dem bestehenden Fachkräftemangel entgegen zu wirken, wurde durch den „Beschluss des Ministerrates der DDR über die zusätzliche Ausbildung medizinischen

---

[24] Lehrplan für Krankengymnastik, 8.4.1953. In: BArch DQ 1, 11363, S. 8

Hilfspersonals" vom 20. Juni 1952 mit der einjährigen Facharbeiterausbildung zum Krankengymnastikhelfer begonnen (Gehring 1952, S. 2).[25] Mit der Intention die ungelernten Hilfskräfte im Gesundheitswesen zu qualifizieren, erfolgte ab 1953 die Einführung eines Abendstudiums zum Krankengymnasten. Des Weiteren wurde für diese Zielgruppe zum 1. September 1954 die Unterstufenausbildung zum Masseur und Bademeister möglich (Ministerium für Gesundheitswesen 1954). Da die physikalischen Therapiemaßnahmen zu diesem Zeitpunkt in der Balneologie zunehmend an Bedeutung gewannen und die Aufgabenbereiche nicht genügend abgedeckt schienen, wurde zum 1.9.1955 die Mittelstufenausbildung zum Hydrotherapeuten und Masseur eingeführt. Der Ausbildungsablauf war mit dem in der Krankengymnastik und Massage vergleichbar, und beinhaltete somit ein zweijähriges Studium mit anschließendem praktischem Jahr (Krauß 1955, S. 206-207).

Um dem Stellenwert der medizinischen Fachkräfte im Gesundheitswesen gerecht zu werden, wurde vom Ministerrat der DDR die „Verordnung über die Berufserlaubnis und Berufsausübung in den mittleren medizinischen Berufen und medizinischen Hilfsberufen" vom 17.02.1955 erlassen (Gesetzblatt der DDR 1955). Durch diese Neuregelung, die erstmals alle medizinischen Fachschulberufe in einem Gesetz umfasste, konnten alle bis dahin geltenden Bestimmungen, die zum Teil noch aus der Zeit vor 1945 stammten, aufgehoben werden (Müller 1955, S. 216-217).

Eine zahlenmäßig konstante Personalbesetzung sollte durch die „Anweisung über die Durchführung der Berufslenkung der Absolventen der medizinischen Fachschulen" vom 8.10.1957 erreicht werden, indem die Gesundheitseinrichtungen aufgefordert wurden, die Anzahl der vakanten Arbeitsstellen anzugeben (Ministerium für Gesundheitswesen 1957).

Trotz mehrfacher Änderungen der Ausbildungsrichtlinien zeichneten sich zum Ende der 50er Jahre zunehmend Widersprüche in der beruflichen Qualifizierung an den Medizinischen Fachschulen ab, welche in den folgenden Jahren zur Überführung in das staatliche System der Berufsbildung führten.

---

[25] Des Weiteren bestand für Fachschulstudenten, deren Leistungen für die Vollendung des Studiums der Krankengymnastik unzureichend waren, die Möglichkeit, die Ausbildung nach dem ersten Studienjahr als Krankengymnastikhelfer abzuschließen.
Vgl. Lehrplan für Krankengymnastik, 8.4.1953. In: BArch DQ 1, 11363, S. 8

3.3 Die Einführung des Facharbeiterberufs „Physiotherapeut" und dessen Eingliederung in die Systematik der Ausbildungsberufe (1961-1973)

Der zunehmende Ausbau des Gesundheitswesens der DDR in den 50er Jahren erhöhte den Bedarf an mittleren medizinischen Fachkräften. Obwohl die Medizinischen Fachschulen versuchten den an sie gerichteten Erwartungen zu entsprechen, blieben die Immatrikulationszahlen weit hinter den objektiven Erfordernissen zurück und somit große personelle Defizite in den Gesundheitseinrichtungen bestehen.

Ein bedeutsamer Kritikpunkt bezog sich auf den vergleichsweise langen Bildungsweg der Medizinischen Fachschulausbildung. So sah der bildungspolitisch vorgesehene Ablauf, durch die vorangehende Berufsbildung mit nachfolgender Fachschulausbildung, eine Gesamtdauer von fünf Jahren vor. In Anbetracht des Fachkräftemangels im Gesundheitswesen wurde die bisherige medizinische Fachschulausbildung, für die am Ende nur eine berufliche Grundausbildung im Gesundheitswesen stand, obsolet. Neben der dargestellten Problematik einer langen Ausbildungszeit, ließ sich das niedrige Bewerberinteresse für die mittleren medizinischen Berufe auf den relativ geringen Status der Fachschulabsolventen und der damit verbundenen Eingruppierung in das damalige Tarifsystem zurückführen. Darüber hinaus wurde die im sowjetischen Modell vorhandene vertikale Bildungsdurchlässigkeit, die zur Hochschulreife für ein Studium der Medizin befähigte, auf Grund von Einwänden des Ärztlichen Rates im Ministerium für Gesundheitswesen nicht realisiert (Wolff 1994, S. 168). Des Weiteren wies die medizinische Fachschulausbildung auch eine Reihe von internen Mängeln auf. Durch die territoriale und organisatorische Trennung zwischen Schule und Gesundheitseinrichtung existierten große Unzulänglichkeiten in der notwendigen Einheit von Theorie und Praxis. Erschwerend kam hinzu, dass für die Betreuung der Fachschulstudenten im praktischen Jahr keine Lehrkräfte vorgesehen waren, so dass die Ausbildung ohne pädagogisch-methodische Leitung stattfand. Insgesamt blieb die Qualifizierung des Lehrpersonals für Medizinische Fachschulen hinter der Entwicklung anderer Fachschulbereiche zurück (Bränzel 1988, S. 112-115).

Infolge dieser offensichtlichen Defizite wurden vom 11. bis 13. Februar 1960 auf der Weimarer Gesundheitskonferenz durch die Zusammenarbeit namhafter Praxisvertreter mit dem Ministerium für Gesundheitswesen die bestehenden Ausbildungsstrukturen einer kritischen Wertung unterzogen und die notwendigen Veränderungen öffentlich erörtert. Ferner galt es, die im Jahr 1959 erfolgte Einführung der zehnklassigen allgemeinbildenden Polytechnischen Oberschulen bei der Neugestaltung der Ausbildung von mittleren medizinischen Fachkräften sowie bei den künftigen Zulassungsvoraussetzungen zu berücksichtigen. Die Ergebnisse der Problemdiskussion orientierten darauf, die Qualität der

Die Einführung des Facharbeiterberufs „Physiotherapeut" und dessen Eingliederung in die
Systematik der Ausbildungsberufe (1961-1973)

Ausbildung durch eine Vereinigung von theoretischem und praktischem Unterricht zu
verbessern, nach Abschluss der zehnten Klasse eine vertretbare Ausbildungsdauer von zwei
bis drei Jahren zu garantieren sowie durch die Etablierung von Bildungsstätten des
Gesundheitswesens einen völlig neuen Bereich für die Weiter- und Fortbildung zu schaffen.
Zudem sollte die Möglichkeit zur Erlangung der Hochschulreife in der Berufsausbildung
eingerichtet werden und die Lehrerbildung auf den Stand der übrigen Bildungsbereiche der
DDR angehoben werden (Sohr 1961, S. 156-157).

Um diese Aufgaben zu lösen, erfolgte am 13.Juli 1961 durch den Ministerrat der DDR der
„Beschluss zur Neuordnung der Ausbildung in den mittleren medizinischen Berufen und zur
Bildung medizinischer Schulen" (Gesetzblatt der DDR 1961). Mit dieser gesetzlichen
Regelung, die eine Umbenennung der Bildungseinrichtungen in Medizinische Schulen
anordnete, wurde die Überleitung der medizinischen Fachschulausbildung in das System der
Berufsbildung zum 1. September 1961 festgelegt.

Zuständig für die Medizinischen Schulen war die Abteilung Gesundheits- und Sozialwesen
der Räte der Bezirke. Hingegen übernahm das Staatssekretariat für Hoch- und
Fachschulwesen die Trägerschaft für die Ausbildungsstätten nur, wenn diese an Universitäten
bzw. Medizinischen Akademien verortet waren.

Fortan wurden die medizinischen Schulen als Betriebsberufsschulen geführt und
dementsprechend an die Institutionen des staatlichen Gesundheitswesens angegliedert.
Infolgedessen wechselte auch die Hauptverantwortung für die Berufsausbildung sowie deren
pädagogische Koordinierung von den Schulleitern zu den ärztlichen Direktoren der
Gesundheitseinrichtungen. Für die Ausbildung in den mittleren medizinischen Berufen, die
nun zu einem Facharbeiterabschluss führte, wurde als rechtliche Grundlage ein Lehrvertrag
zwischen den Lernenden und der entsprechenden Gesundheitseinrichtung abgeschlossen,
wobei die Aufnahme der Lehrlinge unabhängig vom Stellenplan des festangestellten
medizinischen Personals zu erfolgen hatte. Allen Auszubildenden wurde ein monatliches
Entgelt gezahlt, das von 85 MDN im ersten bis 150 MDN im sechsten Lehrhalbjahr gestaffelt
war (Sohr 1964, S. 10).

Die Novellierung der medizinischen Fachschulausbildung führte auch bei den Berufen im
physikalisch-therapeutischen Sektor zu tiefgreifenden Veränderungen. So wurde 1961 unter
der Führung des Obermedizinalrates Christoph Cordes, nach eingehender Beratung mit
anderen bedeutenden Fachärzten für Physiotherapie, der neue Beruf des Physiotherapeuten
generiert.

Ziel war es, die bis dahin vorhandenen Berufe des Krankengymnasten und Hydrotherapeuten
miteinander zu vereinen und damit, der internationalen Entwicklung folgend, die fachliche

Die Einführung des Facharbeiterberufs „Physiotherapeut" und dessen Eingliederung in die
Systematik der Ausbildungsberufe (1961-1973)

Ausbildung auf sämtliche Therapiebereiche zu erweitern. Da künftig in der Behandlung die
gesamte Vielfalt physiotherapeutischer Maßnahmen angewandt werden sollte, wurde die
weitere Ausbildung von Masseuren nur noch als Übergangslösung betrachtet und deshalb
stark eingeschränkt.[26]

Von kompetenten Fachvertretern wurde eingeschätzt, dass die physiotherapeutische
Behandlung eine besonders verantwortungsvolle Tätigkeit darstellt, die eine größere
menschliche Reife erfordert. Infolgedessen wurde der Beruf des Physiotherapeuten vorerst
nicht als Lehrberuf für die Absolventen der 10. Klasse konzipiert, sondern als Zulassungsvoraussetzungen das vollendete 18. Lebensjahr sowie der Abschluss der erweiterten
polytechnischen Oberschule (Abitur) verlangt. Die Dauer der Ausbildung wurde auf drei
Jahre festgelegt, wobei, wie zuvor von Presber und Grützmacher (1960, S. 59-61) gefordert,
kein gesondertes praktisches Jahr mehr existierte, sondern die Behandlung am Patienten in
den Gesundheitseinrichtungen bereits ab dem dritten Ausbildungshalbjahr begann.

Neben dieser Verbesserung im Theorie-Praxis-Transfer wurde eine breitere berufliche
Grundausbildung angestrebt. Mit der Intention den Physiotherapeuten künftig verstärkt
präventive und gesundheitserzieherische Aufgaben zu übertragen, wurden neue
berufstheoretische Fächer, wie z.B. Gesundheitsschutz, Ernährungslehre sowie Pädagogik und
Psychologie in das Lehrprogramm von 1964 aufgenommen.[27]

Um die Qualität in der pädagogischen Arbeit zu verbessern, wurden durch Zusammenarbeit
des Instituts für Weiterbildung mittlerer medizinischer Fachkräfte mit dem Deutschen
Hygiene-Museum lehrplanorientierte Lehrbücher sowie neue Lehrmittel entwickelt. Darüber
hinaus sollten die Lehrlinge durch den Einsatz innovativer Unterrichtsmethoden dazu befähigt
werden, verstärkt selbständig Wissen zu erwerben. Insbesondere galt es den Lerneffekt in der
praktischen Ausbildung durch den Einsatz von Lehr-Lernaufträgen zu verbessern (Frenz
1966, S. 15-16). Folglich wurden für die berufspraktische Ausbildung, die ab 1964
Lehrmeister für das Gesundheitswesen übernahmen, „Hinweise zur pädagogisch-
methodischen und organisatorischen Gestaltung" herausgegeben (Schmitt 1965).

Parallel zur Lehrausbildung wurde 1963 das System der Erwachsenenqualifizierung für die
Berufe im physiotherapeutischen Tätigkeitsbereich konstituiert. Damit bestand für Hilfskräfte
aus physikalisch-therapeutischen Abteilungen die Möglichkeit, an Betriebs-, Kreis- oder
Bezirksbildungsstätten in mehreren, aufeinander aufbauenden Abschnitten den Facharbeiterabschluss zu erlangen. Im Anschluss an die letzte Ausbildungsstufe war es möglich, nach

---

[26]   Vgl. hierzu: Brief von Dr. Neubert zur Ausbildung von medizinischen Hilf- und mittleren medizinischen
       Fachkräften in der Physiotherapie, 6.6.1967. In: DQ 1, 10450, o. Pag.
[27]   Ausbildungsunterlagen für die sozialistische Berufsausbildung Physiotherapeut, 1963. In: DQ 1, 15610

Die Einführung des Facharbeiterberufs „Physiotherapeut" und dessen Eingliederung in die
Systematik der Ausbildungsberufe (1961-1973)

einer einjährigen Weiterbildung die Qualifikation als leitender Physiotherapeut zu erwerben.
Hierzu musste jedoch eine Delegierung von der entsprechenden Gesundheitseinrichtung
erfolgen (Institut für Weiterbildung mittlerer medizinischer Fachkräfte 1963).

Einen Überblick über die gestufte Ausbildung zeigt Tabelle 1.

Qualifikationsstufe	Beruflicher Abschluss	Unterrichts-stunden	Berufspraktische Ausbildung
A1	- Badegehilfe -	45	½ Jahr
A2	- Bademeister -	330	1 Jahr
A3	- Masseur und medizinischer Bademeister -	610	1 Jahr
A4	- Physiotherapeut -	1930	1½ Jahre

Tab. 1: Übersicht über die abschnittsweise Erwachsenenqualifizierung in der Fachrichtung Physiotherapie
(Quelle: Institut für Weiterbildung mittlerer medizinischer Fachkräfte 1963, S. 6)

Das am 25. Februar 1965 verabschiedete „Gesetz über das einheitliche sozialistische
Bildungssystem" induzierte eine nochmalige Überarbeitung der Lehrpläne und
Zulassungsvoraussetzungen für die Ausbildung zum Physiotherapeuten. Da nach den neuen
Bestimmungen die Absolventen der erweiterten polytechnischen Oberschule vorrangig für die
Aufnahme eines Hochschulstudiums vorgesehen waren, wurde ab 1967 der Abschluss der
zehnten Klasse zur Bedingung für die Berufsausbildung zum Physiotherapeuten. Jedoch blieb
auf Grund massiver Einsprüche der Berufsfachkommission das 18. Lebensjahr als
Zugangsvoraussetzung erhalten.[28] Zur Überbrückung der sich für die Absolventen der zehnten
Klasse ergebenden Wartezeit wurde empfohlen, zunächst eine Ausbildung in der
Krankenpflege aufzunehmen oder auf der Grundlage eines Qualifizierungsvertrages eine
Tätigkeit als medizinische Hilfskraft, z.B. in der Bäderabteilung einer Gesundheitseinrichtung
zu beginnen (Zeibig 1966).

Ferner wurde auf Grund der oben genannten Direktive die Ausbildungsdauer auf 2½ Jahre
reduziert. Zur Realisierung dieser Maßnahme wurden stoffliche Redundanzen aus den

---

[28] Brief von Herrn Meyer, Leiter der Hauptabteilung Aus- und Weiterbildung im Ministerium für
Gesundheitswesen, zum Thema „Ausbildung der Physiotherapeuten" an den Bezirksarzt Dr. Claus, Mitglied
des Rates des Bezirkes Leipzig, vom 14.8.1969. In: DQ 1, 10450, S. 2; Brief von Prof. Dr. Matzen, Direktor
der orthopädischen Klinik der Karl-Marx Universität Leipzig, an das Institut für Weiterbildung mittlerer
medizinischer Fachkräfte vom 7.7.67. In: ebd., S. 2

Lehrinhalten beseitigt sowie, durch umfangreiche Tätigkeits- und Berufsanalysen, veraltete Behandlungstechniken aus dem Ausbildungsprogramm gestrichen (o.V. 1966, S. 18).[29]

Das erhöhte Zulassungsalter von 18 Jahren, die fehlenden Aufstiegschancen sowie das niedrige Gratifikationsniveau führten jedoch zu einem nachlassenden Bewerberinteresse, so dass sich der Fachkräftemangel im physiotherapeutischen Bereich weiter verschärfte.[30]

Infolgedessen sollte das vorzeitige Lösen von Lehrverträgen vermieden sowie eine möglichst niedrige Durchfallquote erreicht werden.[31] Allerdings führte die prekäre Versorgungslage zur erneuten Diskussion um das Zulassungsalter, wobei die Fachvertreter weiterhin an der Volljährigkeit bei Ausbildungsbeginn festhielten, bzw. bei einer Absenkung des Alters auf 16 Jahre eine dreijährige Ausbildung forderten.[32] Das Ministerium für Gesundheitswesen ging jedoch auf diese Forderungen nicht ein und reduzierte ab 1971 das Zulassungsalter auf 16 Jahre bei gleichzeitigem Fortbestehen der 2½ jährigen Ausbildungszeit.[33]

3.4   Die Reintegration der Physiotherapieausbildung in das staatliche Fachschulsystem (1974-1990)

Das sozialpolitische Programm des VIII. Parteitags der SED zielte auf die weitere Verbesserung der medizinischen Betreuung der Bevölkerung sowie der Arbeits- und Lebensbedingungen der Mitarbeiter des Gesundheits- und Sozialwesens. Zur Realisierung dieser Maßnahmen wurde am 25. September 1973 durch einen „Gemeinsamen Beschluss des Politbüros des ZK der SED, des Ministerrates der DDR und des Bundesvorstandes des FDGB" folgendes proklamiert:

„In Würdigung der verantwortungsvollen humanistischen Arbeit und der gewachsenen Anforderungen an das Wissen und Können der mittleren medizinischen Kader wird ihre Berufsausbildung mit Wirkung vom 1.9.1974 in eine medizinische Fachschulausbildung umgewandelt" (Fischer et al. 1979, S. 177).

Während die Auflösung der medizinischen Fachschulen 1961 nach eingehender Diskussion über eine Verbesserung der bestehenden Ausbildungsstrukturen zwischen Fachvertretern und dem Ministerium für Gesundheitswesen erfolgte, wurde die Reintegration der mittleren

---

[29]   Institut für Weiterbildung mittlerer medizinischer Fachkräfte: Begründung zum neuen Berufsbild und zur Veränderung der Ausbildung von Physiotherapeuten, 30.9.1969. In: DQ 1, 10450, S. 2

[30]   Brief von Herrn Dr. Cordes, Leiter der Fachkommission Physiotherapie, zum Thema „Beruf und Ausbildung der Physiotherapeuten" an Prof. Dr. Mecklinger, Minister für Gesundheitswesen vom 3.1.1968. In: ebd., S. 1

[31]   Hauptabteilung Aus- und Weiterbildung: Notiz zur Berufsbildung, 30.8.1972. In: DQ 1, 10450, o. Pag.

[32]   Institut für Weiterbildung mittlerer medizinischer Fachkräfte: Begründung zum neuen Berufsbild und zur Veränderung der Ausbildung von Physiotherapeuten, 21.3.1969. In: DQ 1, 10450, S. 3

[33]   Vgl. Rahmenausbildungsunterlage für die sozialistische Berufsausbildung Physiotherapeut, 1971. In: DQ 1, 10450, S. 17

medizinischen Berufe in das Fachschulsystem ausschließlich auf einer politischen Ebene initiiert.

Primäre Intention war es dem fortwährenden Personalmangel im Gesundheitswesen, der insbesondere im stationären Pflegebereich bestand, durch eine Anerkennung und Aufwertung der mittleren medizinischen Berufe entgegenzutreten. Ferner wurde die Umstellung der Ausbildung damit begründet, dass die bisherige Berufsbildung den künftigen Anforderungen nicht mehr entspräche und somit durch ein höheres Ausbildungsniveau abzulösen sei. Dies führte jedoch zunächst sowohl bei den Lehrkräften als auch bei kompetenten Fachvertretern zur Verunsicherung (Wolff 1992, S. 176).

Im Unterschied zu den vormals existierenden Ausbildungsstrukturen der 50er Jahre, wurden die Medizinischen Fachschulen in Trägerschaft an die Einrichtungen des Gesundheitswesens angegliedert. Die Schulleiter unterstanden den ärztlichen Direktoren, die wiederum für die Bereitstellung der materiellen und finanziellen Mittel aus dem Staatshaushalt verantwortlich waren. Das Ministerium für Gesundheitswesen übernahm die Zuständigkeit für die Medizinischen Fachschulen, mit Ausnahme derjenigen Bildungsinstitutionen, die an Universitäten oder Medizinische Akademien angeschlossen waren. Diese waren dem Leitungsbereich des Ministeriums für Hoch- und Fachschulwesen unterstellt.[34]

Zu Beginn des Studienjahrs 1974/75 wurde das medizinische Fachschulstudium zunächst für 13 Berufe eingeführt und an 58 Ausbildungsstätten mehr als 12000 Studenten immatrikuliert (Finzel 1975, S. 14).[35] Einheitlich wurde für sämtliche Fachbereiche, einschließlich der Physiotherapie, als Zugangsvoraussetzung der Abschluss der zehnten Klasse der allgemeinbildenden Polytechnischen Oberschule gefordert sowie die Ausbildungsdauer auf drei Jahre festgelegt. Studienanwärter hatten sich bereits zu Beginn des zehnten Schuljahres, d.h. mit dem Zeugnis der 9. Klasse, um eine medizinische Fachschulausbildung in einer Gesundheitseinrichtung zu bewerben. Unabhängig davon, ob sich die Einrichtung für eine Delegierung zum medizinischen Fachschulstudium aussprach, wurden alle Anfragen zu einem Studienplatz an die Medizinische Fachschule weitergeleitet. Letztlich entschied die Zulassungskommission der Bildungsinstitution gemeinsam mit den Gesundheitseinrichtungen über die Annahme der Bewerber. Nach erfolgter Zustimmung wurde ein Vorvertrag über ein dreijähriges Arbeitsverhältnis, welches nach Beendigung des Studiums begonnen werden

---

[34] Ministerdienstbesprechung: Vorlage 24/74. Rechtsvorschriften und verbindliche Regelungen für Medizinische Fachschulen.12.3.1974. In: BArch DQ 1, 6541

[35] Bis zum Jahr 1980 erhöhte sich die Anzahl der Medizinischen Fachschulen auf 62. Zu diesem Zeitpunkt konnte an 19 Einrichtungen das Fachschulstudium zum Physiotherapeuten aufgenommen werden. Eine Besonderheit stellte die Ausbildung von sehbehinderten Physiotherapeuten an der Medizinischen Fachschule in Karl-Marx-Stadt (Chemnitz) dar (Institut für Weiterbildung mittlerer medizinischer Fachkräfte 1981a, S. 267-275).

Die Reintegration der Physiotherapieausbildung in das staatliche Fachschulsystem (1974-1990)

sollte, zwischen der Gesundheitseinrichtung und den künftigen Studenten geschlossen. Im Falle der Zulassung zum Fachschulstudium, jedoch bei gleichzeitigem Fehlen an freien Kapazitäten in der Gesundheitseinrichtung, wurde versucht, die Bewerber in einen anderen medizinischen Beruf mit vakanten Ausbildungsplätzen zu lenken (Hauschild 1974, S. 14; Mecklinger 1974, S. 14).

Im Unterschied zu den Bestimmungen aus dem Jahr 1950 bekamen alle Studenten durch eine gesetzliche Neuregelung ab 1981 unabhängig vom Verdienst der Eltern oder ihrer sozialen Herkunft das gleiche Grundstipendium von zunächst monatlich 200,- M. Darüber hinaus wurden nach den Zwischenprüfungen Leistungsstipendien vergeben bzw. Zuschüsse an Studierende mit Kind gezahlt (Gesetzblatt der DDR 1981, S. 229-232).

Durch die „Anordnung über die medizinische Fachschulanerkennung für Krankenschwestern und andere mittlere medizinische Fachkräfte" vom 21. August 1975 erhielten die Physiotherapeuten, die zuvor in den 60er Jahren als Facharbeiter ausgebildet wurden, unter der Voraussetzung einer zweijährigen Berufserfahrung den Status von Fachschulkadern. Hydrotherapeuten sowie Krankengymnasten, die zwischen 1951 und 1961 ihre Ausbildung an einer damaligen Medizinischen Fachschule absolviert hatten, wurde die medizinische Fachschulanerkennung bestätigt (Gesetzblatt der DDR 1975; Mecklinger 1975, S. 5). Diese Zuerkennung blieb den Masseuren verwehrt, obwohl ihr Beruf in den 50er Jahren als Unterstufenausbildung an den Medizinischen Fachschulen konzipiert war. Die Angehörigen der Berufsgruppe reagierten auf die Regelung mit Unverständnis, da sogar Krankengymnastikhelfern, deren Ausbildung in den 50er Jahren nur eine Notlösung darstellte, die Fachschulanerkennung ausgesprochen wurde. Diesbezügliche Eingaben beim Ministerium für Gesundheitswesen zur Erweiterung der gesetzlichen Bestimmungen brachten jedoch keinen Erfolg.[36]

Ferner wurde auch der Beruf „Masseur und medizinischer Bademeister" nicht in das medizinische Fachschulsystem integriert, sondern blieb mit einem Abschluss als Facharbeiter im Bereich der Erwachsenenqualifizierung bestehen. 1976 wurde auf der Grundlage neuer Lehrpläne der Umfang des theoretischen Unterrichts mit 480 Stunden ausgewiesen und die Gesamtausbildungsdauer zunächst auf zwei, später auf 1½ Jahre festgelegt. Dabei galten die Vollendung des 18. Lebensjahres sowie der Abschluss der 8. Klasse der Polytechnischen Oberschule als Zulassungsvoraussetzungen (Zeibig 1976, S. 14).

---

[36] Ministerdienstbesprechung: Vorlage 7/76: Einschätzung zum Verlauf der Erteilung der medizinischen Fachschulanerkennung auf der Grundlage der Anordnung vom 21.8.1975. 17.2.1976. In: BArch DQ 1, 6557, S. 4-5

Die Reintegration der Physiotherapieausbildung in das staatliche Fachschulsystem (1974-1990)

Nachdem 1974 das medizinische Fachschulstudium für Physiotherapeuten eingeführt wurde, entstand die Notwendigkeit auch den bisherigen berufsbegleitenden Bildungsweg für Erwachsene, die im physiotherapeutischen Bereich tätig waren, neu zu strukturieren. Infolgedessen wurde für diese Zielgruppe ab dem 1. September ein vierjähriges Fachschulfernstudium eingerichtet. Für die Aufnahme dieser Qualifizierungsmaßnahme war eine Delegierung durch den Leiter der Gesundheitseinrichtung erforderlich. Des Weiteren musste der Abschluss als Masseur sowie die Kenntnisse der 10. Klasse nachgewiesen werden. Bewerbern mit einer achtjährigen Schulbildung konnte eine Zulassung erteilt werden, wenn sie einen Fachschulvorbereitungslehrgang an der Volkshochschule bzw. einen bereichsspezifischen Vorbereitungskurs an einer Bildungsstätte des Gesundheits- und Sozialwesens absolviert hatten. Für die jährlich zu entrichtende Studiengebühr von 80,- M wurden den Fernstudenten die notwendigen Lehrbriefe und Studienanleitungen kostenlos zur Verfügung gestellt. Darüber hinaus erfolgte eine bezahlte Freistellung von der Arbeit für die 36 Konsultationstage pro Jahr (Zeibig 1977, S. 5).

Die Umgestaltung der Ausbildung in den mittleren medizinischen Berufen verlangte auch die Novellierung der „Verordnung über die Berufserlaubnis und Berufsausübung", die seit dem Erscheinen des Gesetzes im Jahre 1955 um 15 Durchführungsbestimmungen ergänzt wurde und somit an Übersichtlichkeit eingebüßt hatte. Folglich wurde 1980 die „Anordnung über die staatliche Erlaubnis zur Ausübung der medizinischen, pharmazeutischen und sozialen Fachschul- und Facharbeiterberufe" erlassen (Gesetzblatt der DDR 1980). Durch diese gesetzliche Neuregelung wurde nun auch im amtlichen Sprachgebrauch der Begriff „mittlere medizinische Fachkräfte" durch die Bezeichnung Fachschul- bzw. Facharbeiterkader ersetzt.

Der 1974 für die Ausbildung von Physiotherapeuten konzipierte Studienplan wurde vorerst als Erprobungslehrplan herausgegeben. Es war beabsichtigt, nach dem ersten Durchlauf des dreijährigen Direktstudiums durch Vorschläge und Hinweise aus der Praxis den Studienablauf sowie die inhaltliche Schwerpunktsetzung den Erfordernissen anzupassen.
Waren in den ersten beiden Semestern täglich theoretische und praktische Lehrveranstaltungen vorgesehen, so wechselten sich diese turnusmäßig im zweiten Studienjahr im Abstand von vier Wochen ab. Im dritten Studienjahr sollte durch umfangreiche Praktika in der delegierenden Gesundheitseinrichtung, d.h. am künftigen Arbeitsplatz, die Berufsfähigkeit erlangt werden.
Während die fachtheoretischen und fachpraktischen Lehrgebiete, im Vergleich zum Ausbildungsprogramm von 1971, kaum eine quantitative wie qualitative Veränderung erfuhren, erhöhte sich der Stellenwert für die allgemeinbildenden Inhalte beträchtlich. Somit

Die Reintegration der Physiotherapieausbildung in das staatliche Fachschulsystem (1974-1990)

wies der neue Studienplan die Unterrichtsfächer Marxismus-Leninismus mit 305 und Russisch mit 80 Stunden aus. Hingegen waren die für die Berufsgruppe der Physiotherapeuten elementaren Fachgebiete, wie z.B. Anatomie/Physiologie/Biochemie nur mit 210 oder spezielle Krankheitslehre in der Chirurgie lediglich mit 50 Stunden vertreten (Institut für Weiterbildung Mittlerer Medizinischer Fachkräfte 1975).

Um das Niveau der Lehrveranstaltungen zu erhöhen wurde versucht, weite Teile des Unterrichts als Vorlesung zu halten. Dies führte, neben einer „Vertheoretisierung" von praktischen Stoffgebieten, oftmals auch zur Überforderung und Frustration auf der Seite der Studierenden, da sie im Alter von 16 Jahren noch nicht über ein ausgeprägtes Abstraktionsniveau verfügten sowie das selbständige Mitschreiben von wesentlichen Unterrichtsinhalten aus der Polytechnischen Oberschule nicht kannten (Finzel 1975, S. 14; Wehnert 1975, S. 8). Zur Verbesserung des didaktischen Konzepts wurden infolgedessen neue Methoden, wie z.B. das problemorientierte Selbststudium oder das seminaristische Unterrichtsgespräch eingeführt. Im Vordergrund standen dabei die Befähigung zum selbständigen Wissenserwerb sowie das Vermitteln von Techniken zur geistigen Arbeit (Kegler 1975, S. 14; Walther 1976, S. 14).

Mit dem Ziel die Auszubildenden zur Verantwortlichkeit und Selbständigkeit zu befähigen, wurden leistungsstarke Studenten als Fachhelfer eingesetzt. Diese sollten in Zusammenarbeit mit dem Fachlehrer und dem FDJ-Aktiv frühzeitig Schwierigkeiten bei der Verarbeitung des Unterrichtsstoffes in der Seminargruppe thematisieren sowie Lernpatenschaften bzw. Nachhilfezirkel für leistungsschwache Studenten initiieren (Frohreich 1975, S. 15).

1978 wurde der neue Studienplan für die Fachrichtung Physiotherapie vom Ministerium für Gesundheitswesen herausgegeben. Unter Berücksichtigung der eingegangen Vorschläge wurde der Umfang der allgemeinbildenden Stoffgebiete, insbesondere das Unterrichtsfach Marxismus-Leninismus, zu Gunsten der theoretischen und praktischen Lehrinhalte deutlich reduziert. Des Weiteren entfiel die wissenschaftliche Abschlussarbeit, die bisher einen zeitlichen Rahmen von drei Wochen einnahm. Diese freie Kapazität wurde nun durch ein vertieftes Berufspraktikum zur Vorbereitung auf die komplexe praktische Abschlussprüfung genutzt (Institut für Weiterbildung Mittlerer Medizinischer Fachkräfte 1978). Nach dem ersten und zweiten Ausbildungsjahr hatten die Studenten während der Sommerpause jeweils ein 20tägiges Krankenpflegepraktikum in stationären Gesundheitseinrichtungen oder Pflegeheimen zu absolvieren. Diese neu eingeführte Maßnahme, die für die medizinischen Fachschulstudenten aller Fachbereiche galt, zielte darauf ab, den Mangel an Fachkräften im Pflegebereich zu kompensieren. Gleichzeitig sollte dadurch die Persönlichkeitsentwicklung und Einsatzbereitschaft der Auszubildenden gefördert werden und die gewonnenen Erfahrungen ihre künftige Berufstätigkeit bereichern (o.V. 1978, S. 5).

Eine weitere Korrektur der Lehrinhalte führte zur Eliminierung von fachlichen Überschneidungen, so dass 1986 im neuen Studienplan den physiotherapeutischen Behandlungsfächern eine größere Bedeutung zukam. Weiterhin wurde das Krankenpflegepraktikums auf zweimal 15 Tage reduziert (Institut für Weiterbildung Mittlerer Medizinischer Fachkräfte 1986).

Auf Grund der politischen Ereignisse im Jahre 1989 wurden vom Gesundheitsministerium der DDR sämtliche ideologisch besetzten Inhalte aus den Lehrgebieten gestrichen.[37] Hierbei wurde auch das Fach Marxismus-Leninismus durch Sozialkunde ersetzt. Dieser Lehrplan trat mit dem Studienjahr 1990 in Kraft und behielt durch eine Übergangsregelung in den neuen Bundesländern bis zur Neufassung des Masseur- und Physiotherapeutengesetzes sowie der Verabschiedung der dazugehörigen Ausbildungs- und Prüfungsverordnung im Jahre 1994 seine Gültigkeit (Raps / Melzer 2006, S. 5).

3.5   Gegenüberstellung der Lehrprogramme für die Fachrichtung Physiotherapie

Um die Schwerpunktsetzung bei der Ausbildung von Physiotherapeuten bzw. Kranken-gymnasten in den einzelnen Zeitabschnitten zu ermitteln, wurden 8 verschiedene Lehrpläne der DDR hinsichtlich ihrer quantitativen Stundenvolumina in den Lehrgebieten analysiert und miteinander verglichen. Darüber hinaus wurden die Ergebnisse der derzeitig gültigen Ausbildungs- und Prüfungsverordnung aus dem Jahr 1994 gegenübergestellt. Die linke Seite der Abbildung 1 (Seite 48) gibt einen Überblick über die Anzahl der Gesamtstunden sowie deren Zusammensetzung aus den Anteilen des allgemeinbildenden, berufstheoretischen und fachpraktischen Unterrichts sowie dem Praktikum am Patienten. Für die Studienpläne der Jahre 1953 und 1959 liegen keine detaillierten Angaben über den exakten Umfang des Prakti-kums vor, da dieses sich in Form eines praktischen Jahres an die zweijährige Ausbildung anschloss. Infolgedessen war ein direkter Vergleich der prozentualen Anteile, welche auf der rechten Seite der Abbildung 1 dargestellt sind, für diese Lehrprogramme nicht möglich.

Als allgemeinbildende Lehrinhalte existierten in den jeweiligen Zeitabschnitten unterschiedliche Fächer. Hierzu zählten Deutsch/Sprache und Schrifttum, Mathematik, Physik, Chemie, Gesellschaftswissenschaft/Staatsbürgerkunde/Marxismus-Leninismus/So-zialkunde, Sport/Körpererziehung sowie Kulturtheorie/Ästhetik. Während der allgemein-bildende Unterricht zu den Zeitpunkten der Fachschulausbildung einen bedeutsamen Anteil

---

[37]   Studienplan für die Fachrichtung Physiotherapie, 1990. In: DQ 1, 15611

Gegenüberstellung der Lehrprogramme für die Fachrichtung Physiotherapie

an den Gesamtstunden einnahm, wurden diese Lehrgebiete in der beruflichen Bildung der 60er Jahre deutlich reduziert. Eine erneute Verminderung trat 1990 mit der politischen Wende ein, die schließlich mit der Abschaffung von allgemeinbildenden Unterrichtsfächern in der Ausbildungs- und Prüfungsverordnung von 1994 endete.

Mit der Integration der Fachschulausbildung in das berufliche Bildungssystem im Jahr 1961 gewannen die berufstheoretischen Fächer an Bedeutung, welche fortan ca. 25% der Gesamtstunden ausfüllten. Dennoch dominierten die fachpraktischen Lehrinhalte gegenüber dem berufstheoretischen Unterricht hinsichtlich der Stundenverteilung in allen Zeitabschnitten. Ferner bildete das Berufspraktikum mit einem Anteil von 31 bis 47% an der Ausbildung stets einen essentiellen Bestandteil zur Schulung der beruflichen Kompetenz.

Hervorzuheben ist das Lehrprogramm von 1963, welches in einer dreijährigen Ausbildung mit einer Anzahl von 6312 Stunden den größten quantitativen Umfang erreichte. Dieser Wert wurde während der gesamten DDR-Zeit nicht annährend wieder erreicht und auch heute sehen die gesetzlichen Ausbildungsbestimmungen lediglich 4500 Stunden vor.

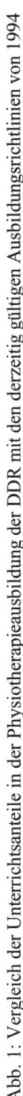

Abb. 1: Vergleich der Unterrichtsanteile in der Physiotherapieausbildung der DDR mit den derzeitig gültigen Ausbildungsrichtlinien von 1994

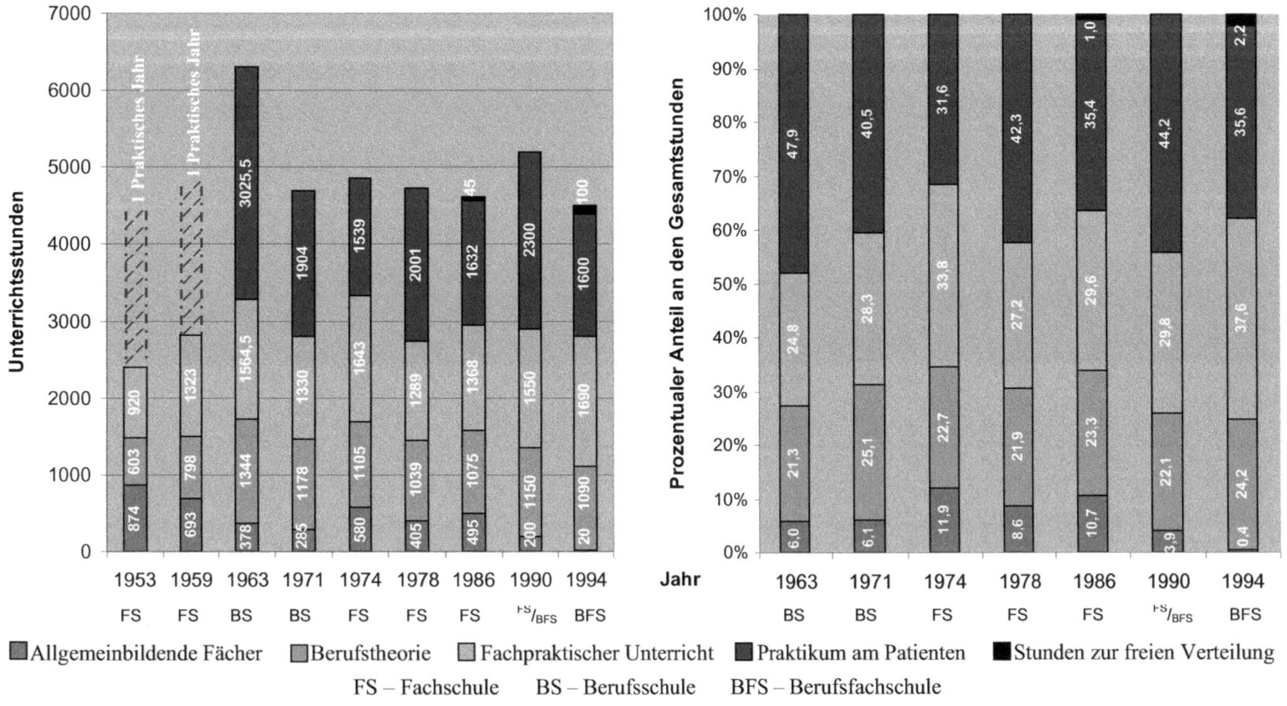

(Quellen: Ausbildungsunterlagen für die sozialistische Berufsausbildung Physiotherapeut, 1963. In: DQ 1, 15610; Institut für Weiterbildung Mittlerer Medizinischer Fachkräfte 1975, 1978, 1986; Lehrplanübersicht für die Ausbildung in der Krankengymnastik, 8.4.1953. In: BArch DQ 1, 11363; Phys Th-APrV 1994; Rahmenausbildungsunterlage für die sozialistische Berufsausbildung Physiotherapeut, 1971. In: DQ 1, 10450; Studienplan für die Fachrichtung Physiotherapie, 1990. In: DQ 1, 1561; Übersicht über die Unterrichtsfächer und die Anzahl der Gesamtstunden, Medizinische Schule der Medizinischen Fakultät der Karl-Marx-Universität Leipzig, 1959. In: DQ 1, 10450)

Gegenüberstellung der Lehrprogramme für die Fachrichtung Physiotherapie

Nachdem die Lehrprogramme für Physiotherapeuten bezüglich ihrer Gewichtung von theoretischen und fachpraktischen Inhalten sowie ihren Anteilen von Praktika eruiert wurden, soll im Folgenden der Fokus auf die Entwicklung einiger ausgewählter Lehrgebiete gerichtet werden. Eine graphische Übersicht dieser Ergebnisse zeigt die Abbildung 2 auf Seite 50.

Für die Unterrichtsfächer Marxismus-Leninismus bzw. Staatsbürgerkunde konnte festgestellt werden, dass die Pflichtstundenanzahl zu Beginn der 50er Jahre sowie bei der Wiedereinführung der Medizinischen Fachschulen im Jahre 1974 am höchsten war. Hingegen kam diesen Lehrgebieten, die zur Vermittlung der wissenschaftlichen Weltanschauung der Arbeiterklasse dienten, in der beruflichen Bildung zwischen 1961 und 1974 ein geringerer Stellenwert zu. Nach der politischen Wende wurden 1990 sämtliche ideologische Inhalte der DDR eliminiert und mit einem Volumen von 40 Unterrichtsstunden das Fach Sozialkunde eingeführt. Letztlich wurde in der derzeitig gültigen Ausbildungs- und Prüfungsverordnung von 1994 dieses Fach nicht in das Lehrprogramm aufgenommen. Geringe inhaltliche Parallelen bestehen jedoch zu dem aktuellen Lehrgebiet Berufs-, Staats- und Gesetzeskunde, in dem z.B. die Grundlagen der staatlichen Ordnung in der Bundesrepublik unterrichtet werden.

Die Unterrichtsfächer Anatomie, Physiologie, Biologie und Biochemie, die in verschiedenen Lehrprogrammen nicht voneinander getrennt aufgeführt waren, wiesen über den gesamten Zeitraum des Bestehens der DDR mit einer Gesamtstundenanzahl von ca. 200 Unterrichtseinheiten eine relativ konstante Größe auf und bildeten somit eine solide Basis für die fachpraktische Ausbildung. Indem die Anzahl der Stunden 1990 auf 320 bzw. 1994 auf 380 erhöht wurde, stieg die Relevanz dieser Fachgebiete in der Gegenwart.

Die ärztlichen Vorlesungsfächer der Speziellen Krankheitslehre wurden in ihrem Umfang bis zur Mitte der 60er Jahre sukzessive auf über 600 Stunden gesteigert, jedoch anschließend auf ein zeitliches Niveau von ca. 350 Unterrichtseinheiten verringert, welches von den gegenwärtig geforderten 360 Stunden nur geringfügig abweicht.

Für die fachpraktischen Lehrgebiete wurde bis zum Ende der 60er Jahre für die Vermittlung von passiven Behandlungsverfahren, wie z.B. der Massage oder der Elektro- und Hydrotherapie ein größeres zeitliches Kontingent verwendet als für die Unterrichtsfächer Krankengymnastik bzw. Gymnastik, die zu den aktiven Behandlungsmethoden zählen. Dieses Verhältnis kehrte sich jedoch mit dem Lehrprogramm von 1971 um. Schließlich wurden 1994 mit der Novellierung der Ausbildung die Unterrichtsstunden in der Gymnastik deutlich reduziert, während das Stundenvolumen für das Lehrgebiet der Krankengymnastik sich um mehr als das Doppelte erhöhte. Die physiotherapeutische Behandlung in den medizinischen Fachgebieten wurde seit Ende der 50er Jahre mit 400 bis 500 Unterrichtseinheiten in weit reichenden Ausführungen gelehrt. In den derzeitigen Ausbildungsvorschriften sind 700 Unterrichtsstunden vorgesehen, was den Stellenwert dieser Themengebiete unterstreicht.

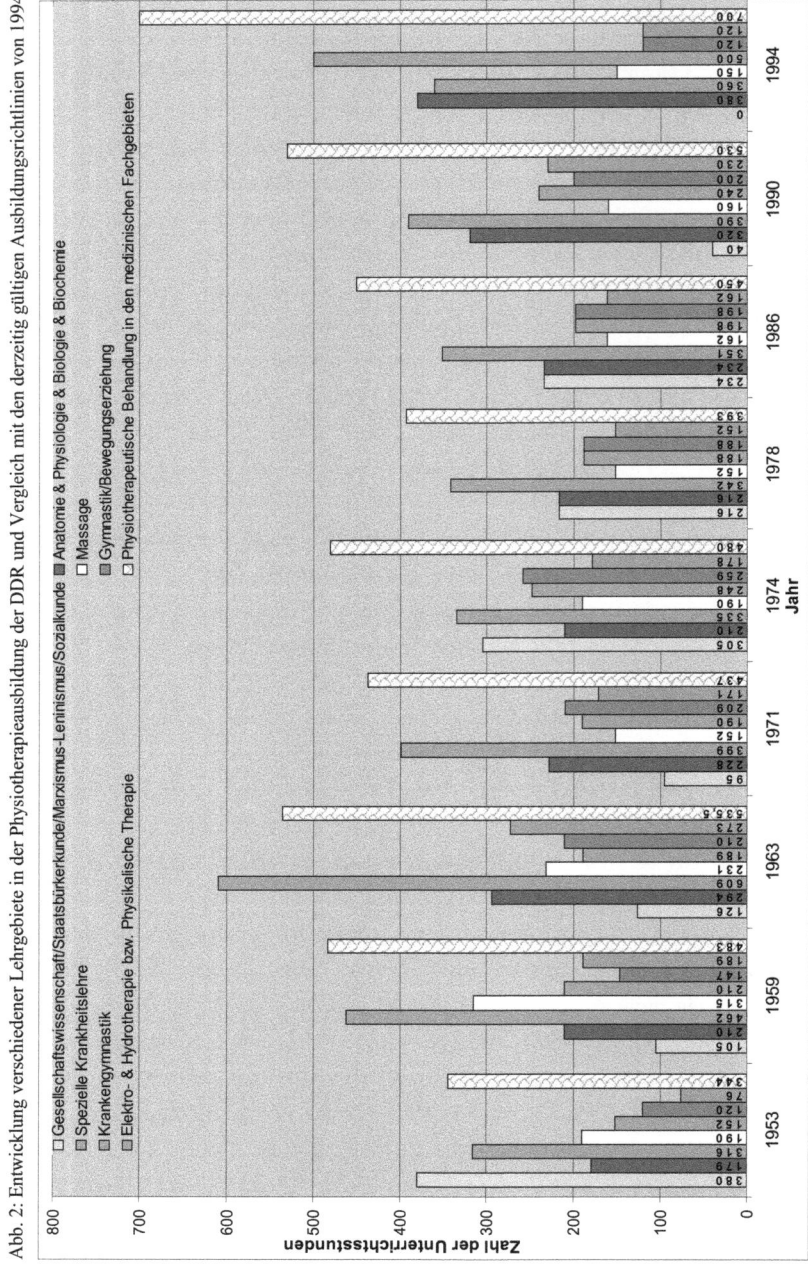

Abb. 2: Entwicklung verschiedener Lehrgebiete in der Physiotherapieausbildung der DDR und Vergleich mit den derzeitig gültigen Ausbildungsrichtlinien von 1994

☐ Gesellschaftswissenschaft/Staatsbürkerkunde/Marxismus-Leninismus/Sozialkunde ■ Anatomie & Physiologie & Biologie & Biochemie
■ Spezielle Krankheitslehre ☐ Massage
■ Krankengymnastik ☐ Gymnastik/Bewegungserziehung
■ Elektro- & Hydrotherapie bzw. Physikalische Therapie ☐ Physiotherapeutische Behandlung in den medizinischen Fachgebieten

(Quellen: Vgl. hierzu S. 45)

3.6   Qualifizierungsmöglichkeiten durch Fort- und Weiterbildung für Physiotherapeuten

In der DDR wurden Fort- und Weiterbildungsveranstaltungen für Physiotherapeuten zentral geplant und durchgeführt. Eine ständige, systematische und obligatorische Weiterbildung erfolgte in den Einrichtungen des Gesundheits- und Sozialwesens ab 1964 durch die vorgegebenen Rahmenthemenpläne des Instituts für Weiterbildung mittlerer medizinischer Fachkräfte, Potsdam. Neben speziellen medizinischen Themen für die einzelnen Fachrichtungen waren auch Inhalte aus gesundheitspolitischen, ökonomischen, pädagogisch-psychologischen und naturwissenschaftlichen Gebieten darin enthalten. Folglich zielten alle Fortbildungen auch auf eine gewisse politische Akzentsetzung ab.

„Nicht zuletzt müssen die Allgemeinbildung und die Entwicklung des sozialistischen Bewusstseins durch die Weiterbildung gefördert werden" (Institut für Weiterbildung mittlerer medizinischer Fachkräfte 1964, S. 3).

Dennoch boten diese Veranstaltungen die Chance zur fachlichen Diskussion und zum Erfahrungsaustausch unter Kollegen. Allerdings war für die Bearbeitung eines Themenkomplexes ein enger zeitlicher Rahmen von 1½-2 Stunden pro Quartal vorgesehen (Institut für Weiterbildung mittlerer medizinischer Fachkräfte 1964, S. 4).

Da jedoch das alleinige Aneignen von theoretischen Kenntnissen für die Arbeit am Patienten nicht genügte, ging von den Physiotherapeuten eine große Nachfrage bezüglich neu ange-botener Lehrgänge für spezielle Behandlungstechniken, wie z.B. der Manuellen Therapie, aus. Die Kursteilnahme setzte eine Delegierung durch die Gesundheitseinrichtung voraus, die dann die Weiterbildungskosten übernahm und die Physiotherapeuten von der Arbeit frei stellte. Für diese Weiterbildungskurse, deren Träger die Bezirksakademien für Gesundheits- und Sozialwesen waren, stand jedoch nur ein sehr kleines Kontingent an Plätzen zur Verfügung. So wurde 1969, nach der Aufnahme der Manuellen Therapie in das Kursangebot für Physiotherapeuten, vorerst jährlich nur ein Lehrgang angeboten (Sachse 1973, S. 301; Schildt-Rudloff / Coburger 2003, S. 323).

Da der Weiterbildungsbedarf für spezielle Behandlungstechniken nicht ausreichend gedeckt werden konnte, sich das Kursangebot nur auf ausgewählte Techniken beschränkte und die zur Verfügung stehende Literatur veraltet war, entwickelten die Physiotherapeuten Eigeninitiative bezüglich ihrer beruflichen Qualifizierung (Haase 1965, S. 13-18). So berichteten Ehrhardt (2000) und Popp (2000) in einem Interview über den Versuch sich die Techniken in autodidaktischer Form anzueignen. Dies geschah gemeinsam mit Kollegen und nicht selten

Qualifizierungsmöglichkeiten durch Fort- und Weiterbildung für Physiotherapeuten

mit Hilfe von Fachbüchern aus der Bundesrepublik, die nicht auf dem offiziellen Dienstweg beschafft werden durften.

Unter der Voraussetzung einer vorangegangenen zweijährigen Berufstätigkeit wurde 1967 die Qualifizierung zum Fachphysiotherapeuten für infantile Zerebralparesen sowie 1971 für funktionelle Störungen und psychische Erkrankungen möglich.[38] Auf Grundlage der „Anweisung zur Durchführung von Fachspezialisierungen in mittleren medizinischen Berufen und medizinischen Handwerksberufen" vom 15.1.1973 wurden, ergänzend zu den oben genannten beruflichen Entwicklungsmöglichkeiten, 1974 der Fachphysiotherapeut für spinale Lähmungen und Extremitätendefekte sowie 1982 für Sportmedizin eingeführt (Institut für Weiterbildung mittlerer medizinischer Fachkräfte 1981b, 1982a, 1983).[39] Der erfolgreiche Abschluss einer fachlichen Spezialisierung war für Physiotherapeuten mit dem Aufstieg in eine höhere Vergütungsgruppe assoziiert und bildete ab der Mitte der 70er Jahre einen starken Anreiz zur Weiterbildung. So waren die Gehälter von Physiotherapeuten[40], die in den 60er Jahren im Vergleich zu anderen Berufsgruppen des mittleren medizinischen Personals noch überdurchschnittlich hoch waren, sukzessive unter die Lohngruppe des Pflegepersonals gesunken (Maciejewski 1967, S. 55-56; Popp 2000).[41] Der Grund für diese Entwicklung lag im Mangel an Pflegefachkräften, dem wurde versucht mit höheren Gehältern gegenzusteuern. Allerdings wurden aus jedem Bezirk jährlich nur 2 Therapeuten die Weiterbildung zum Fachphysiotherapeuten ermöglicht. Aus diesem Grund resultierten auch Engpässe bei der Versorgung mit speziellen physiotherapeutischen Behandlungstechniken (Böttcher 2000; Popp 2000).

Eine alternative Qualifizierungsmöglichkeit existierte zwischen 1959 und 1980 in der viermonatigen Weiterbildung zum Arbeitstherapeuten, die im Rahmen der Erwachsenenqualifizierung erworben werden konnte. Danach avancierte die Ergotherapie in der DDR zum eigenständigen Berufsbild, so dass die Aufnahme eines Direktstudiums erforderlich wurde (Miesen 1999, S. 19-20). Darüber hinaus konnten Physiotherapeuten nach mehreren Jahren Berufserfahrung zu einem Weiterbildungslehrgang für die spätere Übernahme einer Leitungstätigkeit delegiert werden (Maciejewski 1967, S. 44).

---

[38]   Ausbildungsunterlagen für den Fachphysiotherapeuten. DQ 110, 36
[39]   Vgl. Konzeption zur Entwicklung fach- und funktionsbezogener postgradualer Studienformen im Rahmen der medizinischen Fachschulausbildung, 3.5.1974. In: BArch DQ 1, 6542, S. 2
[40]   Vgl. Anhang: A 7.
[41]   Vgl. Brief der Abteilung Physiotherapie des medizinischen Versorgungsbereichs Magdeburg an Dr. Oreus, 1978. DQ 1, 11363, S. 1

Auf pädagogisch-medizinischem Gebiet eröffnete sich nach einer gewissen Zeit der praktischen Tätigkeit die Chance der Qualifikation zur Lehrkraft in der Ausbildung von Physiotherapeuten. So konnte bis 1961 eine Ausbildung zum Fachschullehrer für eine Tätigkeit als Lehrkraft im berufspraktischen Unterricht aufgenommen werden. Durch die Neueinstufung der Physiotherapieausbildung als Berufsausbildung wechselte die Bezeichnung zum Berufsschullehrer. Mit dem Ziel das Ausbildungsniveau von Lehrkräften anzuheben, etablierte sich ab 1969 ein dreijähriges Fachschulstudium mit dem Abschluss als Medizinpädagoge. Zusätzlich wurden ab 1964 für die Leitung der praktischen Ausbildung in den Gesundheitseinrichtungen Lehrmeister für das Gesundheits- und Sozialwesen ausgebildet. Diese Qualifizierung beinhaltete einen Direktlehrgang von zweimal fünf Monaten (Maciejewski 1967, S. 63-65). Für eine Lehrtätigkeit im fachtheoretischen Unterricht wurde ab 1963 mit dem Hochschulabschluss als Diplom-Medizinpädagoge an der Humboldt-Universität in Berlin eine Möglichkeit geschaffen (Jentzsch / Frenz 1984, S. 46).

4   Diskussion

4.1   Diskussion der Untersuchungsergebnisse

Im Folgenden sollen die Kernbefunde der Untersuchungsergebnisse im Zusammenhang betrachtet und einer Bewertung unterzogen werden. Hierbei ist jedoch voranzustellen, dass in der Fachliteratur nur vereinzelt Beiträge zum Thema existieren und somit die vergleichende Diskussion und Interpretation erschwert bzw. verhindert wird.

Entwicklung des Fachgebietes

Die Physiotherapie hat ihre Wurzeln in den Naturheilverfahren und wurde in der DDR bereits 1955 unter dem Namen „physikalisch-diätetische Therapie" als eigenständiges Fachgebiet bestätigt. Durch die Gründung physikalisch-theoretischer Institute an den Universitäten, konnte eine zunehmende wissenschaftliche Untermauerung der bis dahin intuitiv angewandten und auf Erfahrung beruhenden physiotherapeutischen Behandlungsmaßnahmen erreicht werden. Die ausschließliche Anwendung evidenzbasierter Therapiemaßnahmen wurde somit zur Leitlinie des Fachgebietes, wodurch sich die Physiotherapie auf ein hohes wissenschaftliches Niveau entwickeln konnte.

Um einen indikationsgerechten Einsatz physiotherapeutischer Maßnahmen sowie die effektive Nutzung der zur Verfügung stehenden personellen und materiellen Kapazitäten gewährleisten zu können, wurde der „Facharzt für physikalisch-diätetische Therapie", der später in „Facharzt für Physiotherapie" umbenannt wurde, eingeführt. Indem dieser eine beratende Funktion gegenüber Ärzten anderer Fachrichtungen ausübte, förderte er die Akzeptanz und Verbreitung physiotherapeutischer Behandlungsmaßnahmen.

Als Konsequenz der oben genannten Entwicklung konnte zunehmend der Forderung des Fachgebietes, die Physiotherapie als essentiellen Bestandteil eines ganzheitlichen Therapieplanes zu betrachten, entsprochen werden.

Um den internationalen Trend des Fachgebietes gerecht zu werden, wurde der Universalberuf des Physiotherapeuten eingeführt und damit die Kompetenzen für die Durchführung sämtlicher Behandlungsmaßnahmen im physikalisch-therapeutischen Bereich in einem Beruf vereint. Allerdings blieb den Physiotherapeuten auf Grund der eingeschränkten Koalitionsfreiheit in der DDR, die Gründung eines eigenen Berufsverbandes verwehrt. Jedoch existierte sowohl für Physiotherapeuten als auch für Fachärzte die Möglichkeit einer Mitgliedschaft in der „Gesellschaft für Physiotherapie". Innerhalb dieser Organisation bestand durch die Zusammenarbeit beider Berufsgruppen in Arbeitsgemeinschaften eine Chance, bestehende hierarchische Strukturen abzubauen sowie die Kooperation im beruflichen Alltag zu verbessern.

Für den anhaltenden Fortschritt des Fachgebietes kam der Gesellschaft für Physiotherapie eine tragende Rolle zu, da sie die Koordination von Forschung, Lehre und Therapie übernahm und diese Komponenten aufeinander abstimmte.

Als ungünstig für die Entwicklung der Physiotherapie wirkte sich hingegen die partielle Abschottung bzw. Isolation der DDR gegenüber nichtsozialistischen Staaten aus. So wurden vorrangig Forschungen im elektro- und hydrotherapeutischen Bereich vorangetrieben und die Weiterentwicklung von krankengymnastischen Techniken vernachlässigt. Auch fand die Entwicklung innovativer Therapiemethoden aus dem westlichen Ausland erst verspätet Eingang in den wissenschaftlichen Diskurs des Fachgebietes.

Im Vergleich zur Entwicklung in der DDR konnte sich die Physiotherapie in der BRD nicht als eigenständiges Gebiet in der Medizin durchsetzen, so dass auch die Etablierung einer Facharztqualifikation ausblieb. Für Ärzte war lediglich der Erwerb der Zusatzbezeichnung „Physikalische Therapie" gegeben, die eine zweijährige Tätigkeit bei einem für diese Weiterbildung ermächtigten Arzt sowie den erfolgreichen Abschluss eines vierwöchigen Fortbildungskurses voraussetzte (Vgl. Arbeitsgemeinschaft für Physikalische Medizin und Rehabilitation 1999). Somit war die ärztliche Weiterbildung in der BRD der vier- bis fünfjährigen Facharztausbildung in der DDR bezüglich des Ausbildungsumfanges physiotherapeutischer Inhalte deutlich unterlegen.

Des Weiteren wurde in der BRD auf Grund eines Gesetzbeschlusses von 1975 die angestrebte Änderung der Berufsbezeichnung in „Physiotherapeut" weder für Krankengymnasten noch für Masseure zugelassen, da eine Verwechselungsmöglichkeit dieses Begriffes mit einer arztähnlichen Person attestiert wurde und diese verhindert werden sollte (Hüter-Becker 2004, S. 23).

Abschließend kann für die Entwicklung der Physiotherapie in der DDR festgestellt werden, dass ein hohes wissenschaftliches Niveau erreicht wurde und die physiotherapeutischen Therapiemaßnahmen in fast allen medizinischen Teilgebieten Anwendung fanden. Durch die Schaffung des Berufes „Physiotherapeut" sowie durch das hohe Qualifikationsniveau des Facharztes für Physiotherapie konnte den internationalen Standards entsprochen werden.

Diskussion der Untersuchungsergebnisse

Versorgungslage

Physiotherapeutische Behandlungsmaßnahmen wurden in der DDR im ambulanten, stationären und kurörtlichen Betreuungsbereich des Gesundheitswesens eingesetzt und kamen bei einer Vielzahl von Indikationen zur Anwendung.

Mit der Absicht im ambulanten Sektor die Leistungsfähigkeit zu erhöhen sowie die Qualität zu verbessern, wurden zunehmend Polikliniken und Ambulatorien als Versorgungszentren geschaffen, in welche physiotherapeutische Abteilungen integriert wurden. Im Zuge dieses Transformationsprozesses wurden jedoch kleinere dezentrale physiotherapeutische Einrichtungen geschlossen, so dass sich die Gesamtzahl ambulanter Versorgungsstandorte des Fachgebietes stetig verringerte und in der Folge territoriale Disproportionen entstanden.

Darüber hinaus existierten zum Teil große Unterschiede in der apparativen und personellen Ausstattung der Einrichtungen, so dass das angestrebte Ziel eines einheitlichen Ausstattungs- und Leistungsprofils nicht erreicht werden konnte. Infolgedessen war in der ambulanten Physiotherapie nicht immer eine indikationsgerechte Versorgung gewährleistet, zudem ergaben sich für Patienten zum Teil völlig unzumutbare Voranmeldezeiten für eine Behandlung. Ferner wurden auf Grund des permanenten Personalmangels nur vereinzelt präventive Maßnahmen auf ambulanter Ebene angeboten, obwohl das Gesundheitswesen der DDR der Vorsorge große Bedeutung beimaß. Die Einführung einer Absolventenlenkung sowie die kurzfristige Ausbildung von medizinischem Hilfspersonal in der Physiotherapie kann in diesem Zusammenhang als Versuch interpretiert werden, den personellen Defiziten entgegenzuwirken.

Analog zum ambulanten Versorgungsbereich variierte auch im stationären Gesundheitswesen die personelle und apparative Ausstattung der Physiotherapieabteilungen. Auf Grund der oftmals zu geringen Personalbesetzung musste der Einsatz physiotherapeutischer Behandlungsmaßnahmen in den stationären Einrichtungen gewichtet werden, so dass diese vorrangig bei Krankheitsbildern mit großer sozialmedizinischer Bedeutung durchgeführt wurden. Als positiv ist hingegen zu bewerten, dass für eine Vielzahl von Erkrankungen ein einheitliches Therapieprogramm existierte. Zudem wurden häusliche Übungsprogramme bereits in der Klinik erstellt und eingeübt, um die angespannte ambulante Versorgungslage in der Physiotherapie zu entlasten.

In den Einrichtungen des Kur- und Bäderwesens der DDR nahmen physiotherapeutische Therapiemaßnahmen einen hohen Stellenwert ein. Infolgedessen waren die technische Ausstattung sowie die personelle Besetzung den oben genannten Versorgungsbereichen überlegen. Durch diese besseren Bedingungen konnten die präventiven Konzepte des

Diskussion der Untersuchungsergebnisse

Gesundheitswesens der DDR in prophylaktischen Kuren ihre Umsetzung finden. Hinsichtlich der Vergabe von Kuren wurden Personen mit schwierigen Arbeits- und Lebensbedingungen bevorzugt. Da aber keine Möglichkeit bestand als Selbstzahler eine Kur zu erhalten, wirkte sich diese Regelung für die restliche Bevölkerung nachteilig aus.

Abschließend kann für die Versorgungslage von physiotherapeutischen Leistungen in der DDR festgestellt werden, dass innerhalb, wie auch zwischen den physiotherapeutischen Betreuungsbereichen, große Unterschiede in der apparativen und personellen Ausstattung existierten. Im Vergleich zum derzeitig in der BRD bestehenden hohen Versorgungsgrad mit Physiotherapeuten[42], war, bezogen auf die damalige Bevölkerungszahl der DDR, eine wesentlich geringere Therapeutendichte vorhanden.[43]

Die Ausbildung von Physiotherapeuten in der DDR

Durch die Integration der Schulen für Krankengymnastik und Massage in das staatliche Bildungssystem der DDR gelang es, einheitliche und verbindliche Qualitätsstandards für die berufliche Bildung im physikalisch-therapeutischen Bereich aufzubauen. Im Vergleich dazu verblieb in der Bundesrepublik Deutschland die Ausbildung von Krankengymnasten an staatlich anerkannten Bildungsstätten verschiedener Trägerschaft, so dass erst im Jahre 1982 Mindestanforderungen für diese Institutionen eingeführt wurden, bzw. 1984 sich die ärztlichen Leiter zu einer freiwilligen Qualitätskontrolle der Lehranstalten für Krankengymnastik entschlossen (Deutscher Verband für Physiotherapie 2009, S. 29-31).

Ferner wirkte sich in der DDR die Etablierung von Großschulen positiv aus, da diese mehrere Ausbildungsrichtungen vereinten und somit eine Isolierung bestimmter Berufsgruppen vermieden wurde. Darüber hinaus muss die bevorzugte Stipendienvergabe an Auszubildende aus Arbeiter- und Bauernfamilien als gelungener Versuch gewertet werden, vorhandene Bildungsprivilegien der ehemaligen Ober- und Mittelschicht zu beseitigen. Dies führte zu einer Veränderung der Sozialstruktur unter den Auszubildenden. Dabei ist jedoch zu konstatieren, dass damit eine Benachteiligung gegenüber Kindern aus Akademiker- und Angestelltenfamilien einherging.

Für das Bildungssystem der DDR ist kritisch anzumerken, dass durch die Einführung der Fächer Staatsbürgerkunde bzw. Marxismus-Leninismus eine politisch-ideologische

---

[42]   Vgl. ZVK 2010a
[43]   Vgl. Ministerdienstbesprechung: Vorlage 50/81. Stand, Probleme und die weiteren Aufgaben der Physiotherapie. 9.6.1981. In: BArch DQ 1, 6587, S. 7

Diskussion der Untersuchungsergebnisse

Einflussnahme auf den Berufsbildungsbereich der mittleren medizinischen Fachkräfte genommen wurde.[44] Indem die Schuldirektoren mit Fachvertretern besetzt wurden, konnte sich die Ausbildung im physikalisch-therapeutischen Bereich unabhängig von einer ärztlichen Dominanz entwickeln. Damit war der erste Schritt in Richtung Emanzipation des Fachgebietes getan. Des Weiteren trug das frühzeitige Vorhandensein von Berufspädagogen, welche sich ebenfalls durch Fachvertreter rekrutierten, dazu bei, dass sich in der DDR gute Voraussetzungen für die Professionalisierung der Physiotherapie entwickeln konnten.

Für den Zeitabschnitt von 1950 bis 1960 konnte festgestellt werden, dass durch die territoriale und organisatorische Trennung zwischen Medizinischer Fachschule und den kooperierenden Gesundheitseinrichtungen die notwendige Einheit von Theorie und Praxis in der Ausbildung nicht hergestellt wurde. Diese Diskrepanz wurde durch die zu diesem Zeitpunkt noch mangelnde pädagogische Qualifizierung der Lehrkräfte verstärkt. Ab 1961 gelang eine Verbesserung im Theorie-Praxis-Transfer durch die Integration des praktischen Jahres in die Ausbildungszeit sowie durch die Zunahme an pädagogisch qualifizierten Lehrkräften. Zudem trat eine deutliche Niveauanhebung, insbesondere der praktischen Ausbildung, durch die Angliederung der medizinischen Schulen an die Institutionen des staatlichen Gesundheitswesens ein. Dabei wurde die Umgestaltung der Ausbildung nicht ausschließlich von parteipolitischer Ebene gesteuert, sondern auch maßgeblich durch das Wirken kompetenter Fachvertreter beeinflusst.

Im Gegensatz dazu fand in der Bundesrepublik Deutschland erst ab 1977 eine eineinhalbjährige pädagogische Qualifizierung des Lehrpersonals von Krankengymnastik-schulen statt, welche jedoch im Vergleich zur DDR nicht im Rahmen eines Studiums der Medizinpädagogik, sondern durch Lehrgänge realisiert wurde (Hüter-Becker 2004a, S. 19). Eine gesetzlich geregelte Lehrerausbildung trat allerdings erst im Jahre 2001 nach der Wiedervereinigung beider deutscher Staaten in Kraft (Deutscher Verband für Physiotherapie 2009, S. 24). Ferner existierte auch in der BRD seit 1958 ein praktisches Jahr, das sich an die zweijährige schulische Ausbildung anschloss. Die Eingliederung dieses Jahres in die Gesamtausbildungszeit wurde zwar 1982 vom Zentralverband der Krankengymnasten gefordert, konnte jedoch erst durch die Novellierung des Berufsgesetzes im Jahr 1994, d.h. mit der derzeitig gültigen Ausbildungs- und Prüfungsverordnung umgesetzt werden (Deutscher Verband für Physiotherapie 2009, S. 30).

---

[44]   Vgl. hierzu Kapitel 3.5.

Diskussion der Untersuchungsergebnisse

Die Durchführung einer vergleichenden Analyse der Ausbildungsunterlagen für Physiotherapeuten in der DDR identifizierte das Curriculum von 1963 als Höhepunkt im quantitativen Stundenumfang. Zudem wurden in diesem Lehrprogramm erstmalig präventive und gesundheitserzieherische Fächer berücksichtigt, so dass von einem beginnenden Paradigmenwechsel auszugehen ist. Hierbei wurde das bis zu diesem Zeitpunkt dominierende biomedizinische Denkmodell zunehmend durch ein biopsychosoziales Krankheitsverständnis abgelöst. Folglich bewertet Wolff (1994, S.186) die Neugestaltung der Physiotherapie-ausbildung in der DDR zu Beginn der 60er Jahre „als bleibende historische Erfahrung mit Zukunftsorientierung".

Der anhaltende Personalmangel in der Physiotherapie sowie das „Gesetz über das einheitliche sozialistische Bildungssystem" führten jedoch bereits 1967 zur Herabstufung der Zulassungsvoraussetzungen bzw. 1971 zur Verkürzung der Ausbildungszeit auf 2½ Jahre. Diese Maßnahmen bewirkten eine Straffung der Lehrinhalte, verdeutlichen aber zugleich, dass die Physiotherapieausbildung den personellen Erfordernissen im Gesundheitswesen der DDR unterworfen war. Dennoch zeugt die kurzfristige Bereitschaft zu Anpassungen bzw. Reformen auch von Flexibilität in der Berufsausbildung von Physiotherapeuten. Im Gegensatz dazu blieb in der BRD die Ausbildungs- und Prüfungsordnung für Krankengymnasten über 30 Jahre unverändert bestehen (Deutscher Verband für Physiotherapie 2009, S. 16).

Durch eine Anordnung der SED-Führung erfolgte 1974 in der DDR die Reintegration der Berufsausbildung von Physiotherapeuten in das Fachschulsystem. Primäre Intention dieser Umstrukturierung war es, dem fortwährenden Personalmangel im Gesundheitswesen durch eine Aufwertung, d.h. einer höheren gesellschaftlichen Stellung, der mittleren medizinischen Berufe entgegenzutreten. Ferner sollte durch die Umstellung der Ausbildung eine stärkere Identifikation mit dem sozialistischen Gesellschaftssystem und der politischen Ideologie des DDR-Staates erreicht werden, was sich an Hand des hohen Stundenvolumens im Fach Marxismus-Leninismus nachweisen lässt. Ein weiteres Ziel bestand darin, durch eine Verlängerung der Ausbildungszeit auf drei Jahre sowie durch eine Anpassung des Lehrprogramms an die aktuellen Entwicklungen des Fachgebietes, das Ausbildungsniveau von Physiotherapeuten weiter anzuheben. Der neue Studienplan führte jedoch zu einer „Vertheoretisierung" von Lehrinhalten, so dass in den Folgejahren das Curriculum mehrfach

Diskussion der Untersuchungsergebnisse

korrigiert werden musste, um eine adäquate Berufsbezogenheit verschiedener Lehrinhalte herzustellen.

Eine positive Konsequenz der Wiedereinführung der Fachschulausbildung für Physiotherapeuten stellte die zahlenmäßige Erhöhung von universitär ausgebildeten Lehrkräften dar.

Zusammenfassend kann festgestellt werden, dass die Physiotherapieausbildung in der DDR stets den aktuellen Erfordernissen des Gesundheitswesens unterlag und sich die Lehrinhalte an den neuesten wissenschaftlichen Erkenntnissen des Fachgebietes orientierten. Ferner war die Physiotherapieausbildung der DDR durch das hohe Qualifikationsniveau der Lehrkräfte sowie durch die frühzeitige Integration des praktischen Jahres in die schulische Ausbildung der Entwicklung in der BRD zeitlich voraus und zugleich überlegen.

Berufliche Perspektiven von Krankengymnasten bzw. Physiotherapeuten in der DDR

Zwischen 1950 und 1960 sollte für die Ausbildung der mittleren medizinischen Fachkräfte ein konsekutiver Bildungsweg etabliert werden. Dieser wurde jedoch lediglich für das Fachgebiet der Krankenpflege realisiert (Vgl. Thiekötter 2006, S. 97), da die Konstituierung einer Oberstufe, die nach Abschluss zu einer leitenden Tätigkeit qualifizierte, für die physikalisch-therapeutischen Berufe ausblieb. Folglich konnte für diesen Zeitabschnitt ein Defizit an Bildungs- und Aufstiegschancen und somit eine Benachteiligung für die Berufe „Krankengymnast", „Masseur" und „Hydrotherapeut" festgestellt werden.

Die Vermittlung von allgemeinbildenden Lehrinhalten an den medizinischen (Fach-) Schulen zielte unter anderem darauf ab eine vertikale Bildungsdurchlässigkeit einzurichten. Dies blieb jedoch auf die Möglichkeit, nach vollendeter Berufsausbildung einen Abschluss als Lehrkraft für die Ausbildung mittlerer medizinischer Berufe zu erwerben, beschränkt. Des Weiteren existierte auf horizontaler Ebene die Qualifizierung zum Arbeitstherapeuten. Zwar waren damit die zur Verfügung stehenden beruflichen Perspektiven stark limitiert, jedoch im Vergleich zur BRD zumindest vorhanden. Somit bezeichnet Scherfer (2004, S. 48) die Berufsausbildung von Physiotherapeuten in der BRD „als eine ,Bildungssackgasse', weil es nur wenige Entfaltungs- und Entwicklungsmöglichkeiten gibt".

Zusätzlich zu den oben erwähnten Qualifikationswegen wurden in der DDR Ende der 60er Jahre fachliche Spezialisierungen für Physiotherapeuten eingeführt, die nach erfolgreichem Abschluss einen Anstieg des monatlichen Gehaltes nach sich zogen. Eine Besonderheit war die Weiterbildung zum „Fachphysiotherapeuten für funktionelle Störungen und psychische

Erkrankungen", da in der BRD für diesen Handlungsbereich keine vergleichbare Fortbildungsmöglichkeit existierte. Für die Fachspezialisierungen wurden sämtliche Ausbildungskosten von den Gesundheitseinrichtungen übernommen und die Kursteilnehmer von der Arbeit freigestellt. Jedoch existierte nur ein sehr kleines Kontingent an Weiterbildungsplätzen, so dass zusätzlich eine Delegierung der entsprechenden Gesundheitseinrichtung erforderlich war. Vermutlich blieb die Weiterbildung zum Fachphysiotherapeuten aus Gründen der Kostenersparnis auf wenige Teilnehmer pro Jahr beschränkt.

Resümierend kann für die beruflichen Perspektiven der Physiotherapeuten in der DDR konstatiert werden, dass lediglich begrenzte Entwicklungsmöglichkeiten existierten und diese zusätzlich durch planwirtschaftliche Maxime eingeschränkt wurden.

4.2 Methodendiskussion

Ziel der Geschichtswissenschaft ist es, aus den überlieferten Zeugnissen der Vergangenheit eine gesicherte Wissensbasis über frühere Zeiten herzustellen. Dabei ist es allerdings oftmals erforderlich, einzelne Ereignisse miteinander zu verknüpfen und unter gezielten Fragestellungen zu fortlaufenden Darstellungen zu entwickeln. Im Unterschied zum naturwissenschaftlichen „Erklären" und „Deduzieren aus Gesetzmäßigkeiten" tritt in der Historik auf Grund der andersartigen Beziehung zum Forschungsgegenstand als besondere Form des Erkennens, das „Verstehen" als Nacherleben bzw. das Sich-Hineinversetzen (Intuition) in den Vordergrund (Borowsky et al. 1989, S. 159). Insofern impliziert historisches Forschen einen interaktiven und reflexiven Vorgang, der die wiederholte Auseinandersetzung mit den Quellen und der existierenden Fachliteratur beinhaltet sowie die Perspektive des Historikers berücksichtigt.

Hinsichtlich des historischen Erkenntniswertes weisen jedoch Nünning und Saal (1995, S. 42) darauf hin, dass die Quellen stets nur einzelne Bruchstücke eines historischen Prozesses enthalten und keinen direkten Einblick in die Vergangenheit bieten, da sie „als Manifestationen vergangenen Geschehens nicht dieses Geschehen selbst, sondern lediglich dessen materielle Repräsentation" darstellen. Infolgedessen fließen auch bei dem Versuch der ausschließlichen Tatsachenforschung bereits Elemente der Deutung ein. Des Weiteren kann die historische Forschung nur eine partielle Annäherung an frühere Wirklichkeiten erreichen und somit einen perspektivischen Ausschnitt der Vergangenheit rekonstruieren. Ferner steht

Methodendiskussion

für die Bearbeitung einer Forschungsfrage auch nur eine begrenzte Auswahl an Quellen zur Verfügung. So wurde bei den Dokumenten des Bundesarchivs Berlin nur auf jene zurückgegriffen, die laut den Findmitteln auswiesen, dass sie Angaben zur Ausbildung von Physiotherapeuten bzw. zur Stellung des Fachgebietes beinhalteten. Da die Akten jedoch nicht immer mit den in den Findmitteln beschriebenen Inhalten übereinstimmten, bleibt offen, ob damit alle relevanten Archivalien erfasst wurden. Darüber hinaus existieren Lücken in den Archivalien, die vermutlich auf eine willkürliche Aktenabgabe zurückzuführen sind. Weiterhin ist zu bedenken, dass alle gedruckten Quellen in der DDR nicht die öffentliche, sondern vielmehr die veröffentlichte Meinung darstellen.

Bei der Auswertung der Interviews aus der Zeitschrift für Physiotherapeuten war zu berücksichtigen, dass eine Erinnerung an vergangene Ereignisse oftmals nicht objektiv erfolgen kann und somit ein Teil der Antworten durch die Änderung der sozialen und beruflichen Lage beeinflusst worden war. Folglich wurden die Interviewangaben stets nur in Kombination mit anderen Literatur- und Quellenfunden verwertet.

Abschließend ist zu konstatieren, dass geschichtswissenschaftliche Aussagen als vorläufig und damit jederzeit revidierbar einzustufen sind. Es sind „Urteile im Konjunktiv, auch wenn sie gewöhnlich in affirmativen Sätzen formuliert werden" (Goertz 1998, S. 37).

5   Zusammenfassung

Die vorliegende Arbeit stellt die Ausbildung von Physiotherapeuten sowie die Position des Fachgebietes im Gesundheitswesen der DDR dar. Für die Bearbeitung dieses Themas wurde ein qualitatives Forschungsdesign gewählt und zur Erschließung bzw. Auswertung der genutzten Quellen die historisch-kritische Methode angewandt. Als Untersuchungsmaterial dienten archivalische Quellen des Ministeriums für Gesundheitswesen der DDR sowie des Instituts für Weiterbildung mittlerer medizinischer Fachkräfte, gedruckte Primärquellen und Literatur des Fachgebietes.

Als Ergebnis dieser Untersuchung konnte festgestellt werden, dass die Physiotherapie in der DDR ein eigenständiges Fachgebiet innerhalb der medizinischen Disziplinen war. Für die Weiterentwicklung des Faches kam der „Gesellschaft für Physiotherapie" eine tragende Rolle zu, da sie die Koordination von Forschung, Lehre und Therapie übernahm und diese Komponenten aufeinander abstimmte. Mittels klinisch-experimenteller Forschungsstudien gelang es der Physiotherapie in der DDR eine wissenschaftliche Grundlage für ihre angewandten Behandlungsmethoden zu schaffen, so dass der ausschließliche Einsatz von evidenzbasierten Therapiemaßnahmen zur Leitlinie des Fachgebietes wurde. Durch die Einführung des Universalberufs „Physiotherapeut" sowie durch das hohe Qualifikationsniveau des „Facharztes für Physiotherapie" wurde den internationalen Standards entsprochen.

Physiotherapeutische Therapiemaßnahmen kamen im ambulanten, stationären und kurörtlichen Betreuungsbereich bei einer Vielzahl von Indikationen zur Anwendung. Hierbei konnten jedoch innerhalb, wie auch zwischen den physiotherapeutischen Versorgungsbereichen, große Unterschiede in der räumlichen, apparativen und personellen Ausstattung ermittelt werden. Infolgedessen war eine zeitnahe und indikationsgerechte Versorgung von Patienten nicht immer gewährleistet.

Bezüglich der Ausbildung von Physiotherapeuten in der DDR konnten drei Umstrukturierungen identifiziert werden, die mit inhaltlichen und strukturellen Veränderungen assoziiert waren. Ziel dieser Umgestaltungen war es, die Lehrinhalte an die neuesten Erkenntnisse des Fachgebietes anzupassen sowie den personellen Erfordernissen des Gesundheitswesens zu entsprechen.

In einer vergleichenden Analyse der Lehrprogramme offenbarte sich das Curriculum von 1963 als Höhepunkt in der Physiotherapieausbildung der DDR, da es den größten quantitativen Stundenumfang enthielt und zudem erstmalig präventive und gesundheitserzieherische Unterrichtsfächer berücksichtigte. Ferner wurde das praktische Jahr in die schulische Ausbildung integriert und somit der Theorie-Praxis Transfer verbessert.

Eine Chance der beruflichen Weiterentwicklung von Physiotherapeuten in der DDR stellte die Spezialisierung zum Fachphysiotherapeuten in vier verschiedenen Richtungen dar. Jedoch wurde diese Qualifizierungsmöglichkeit oftmals durch planwirtschaftliche Vorgaben eingeschränkt.

Die zahlreichen Befunde dieser Untersuchung bieten viele Ansatzpunkte für eine weiterführende Forschung. Insbesondere bietet sich ein intensiver Vergleich der Physiotherapieausbildung von BRD und DDR an.

6   Summary

This thesis describes the training of physiotherapists and the position of the speciality within the health system of the GDR. A qualitative research design was selected to develop this subject, and a critical historical sight determined the method of source utilization and evaluation. The materials for the study comprised archive sources from the GDR Health Ministry and the Institute for Advanced Training of Medium-Level Medical Employees (Institut für Weiterbildung Mittlerer Medizinischer Fachkräfte), printed primary sources, and specialized literature on the given field.

As a result of this study, it was found that in the GDR physiotherapy was an independent specialist segment within the medical disciplines. The Physiotherapeutic Society (Gesellschaft für Physiotherapie) played a leading role for the further development of the field as they managed the co-ordination of research, teaching, and therapy, harmonizing these components with each other. Experimental and clinical research studies created a scientific base for the physiotherapeutic treatment methods that were applied in the GDR. So the exclusive use of evidence-based therapeutic practices became the guideline for the field. International standards were met by the introduction of "physiotherapist", as a versatile profession, and by the high qualification level of a "physician specialized in physiotherapy" ("Facharzt für Physiotherapie").

Physiotherapeutic treatment practices were used for multiple indications on out- and in-patients as well as in health resorts. With regard to rooms, instrumentation, number and qualification of the staff members, however, great differences were found within the physiotherapeutic care facilities, but also between them. Thus, fast and adequate provision of care for the patients in correspondence with indication was not always ensured.

Three restructurings associated with changes in the content and structure of the training of physiotherapists in the GDR were identified. The goal of these modifications was to adjust the subjects to latest findings in the specialist field and comply with the staff-related requirements of the health system.

A comparative analysis of syllabi showed that the curriculum of 1963 marked the height in GDR training of physiotherapists, because it comprised the greatest number of lessons and, moreover, for a first time contained subjects of prevention and health education. Furthermore, a year of practice was integrated in school training. So the the transfer between theory and practice was improved.

The option to become "specialist physiotherapists" ("Fachphysiotherapeuten") in four different subject areas was a chance for the further vocational development of physiotherapists in the GDR. However, constraints resulting from the planned economy often hindered on this way to improve qualification.

The numerous findings of this study provide multiple starting points for continued research. In particular, a deepened comparison between the training of physiotherapists in the FRG, on the one hand, and in the GDR, on the other hand, can be recommended.

7   Literatur- und Quellenverzeichnis

7.1   Literaturverzeichnis

Albrecht, U. (1974): Zur globalen Entwicklung der Physiotherapie in den ambulanten und
stationären Einrichtungen des Gesundheitswesens und jetziger Stand. *Zeitschrift für
Physiotherapie,* 26 (4), S. 257-259.

Albrecht, U. (1988): Materialien zur Weiterbildung zum Facharzt für Physiotherapie in der
DDR. *Zeitschrift für Physiotherapie,* 40 (4), S. 267-279.

Arbeitsgemeinschaft für Physikalische Medizin und Rehabilitation (1999): Geschichte,
Aufgaben, Ziele. Online-Dokument: http://www.arge-pmr.de/geschi/gesst.htm
(17.12.2010)

Ausbildungs- und Prüfungsverordnung für Physiotherapeuten (1994): Bundesgesetzblatt Nr.
90 vom 20.12.1994. Online-Dokument: http://www.gesetze-im-
internet.de/bundesrecht/physth-aprv/gesamt.pdf (15.07.2010).

Bähre, H. (2003): *Nationale Tourismuspolitik in der Systemtransformation*, Band 1.
Dissertation der Technischen Universität Dresden. Berlin: integron.

Binder, G. (1990): Zur Verantwortung und Sorgfaltspflicht des Physiotherapeuten. Zeitschrift
für Physiotherapie, 42 (2), S. 133-136.

Boenig, H. (1949): Die Krankengymnastin, ihr Beruf und ihre Ausbildung. *Heilberufe,* 1 (1),
S. 12-15.

Borowsky, P.; Vogel, B.; Wunder, H. (1989): *Einführung in die Geschichtswissenschaft - 1:
Grundprobleme, Arbeitsorganisation, Hilfsmittel* (5. Aufl.). Opladen: Westdeutscher
Verlag.

Böttcher, B. (2000): Brigitte Böttcher im Gespräch mit Elvira Braun. *PT - Zeitschrift für
Physiotherapeuten,* 52 (2), S. 223-228.

Bränzel, J. (1988): *Zur Geschichte der medizinischen Fachschulbildung in der Deutschen
Demokratischen Republik von 1949/50 bis 1961/62.* Unveröffentlichte Dissertation der
Humboldt-Universität, Berlin.

Brückner, G.; Mohr, H.; Schneider, R. (1973): Verteilung und Profil der Behandlungsstellen
für physikalische Therapie im Stadtgebiet Dresden. Unveröffentlichte Diplomarbeit
der Medizinischen Akademie „Carl Gustav Carus", Dresden.

Bundesministerium für Gesundheit (2009): Pressemitteilung Nr. 68, Gesundheitsfachberufe
an der Universität – Gesetzesänderungen machen Studium in Modellversuchen
möglich. Berlin. Online-Dokument:

http://www.bmg.bund.de/cln_091/SharedDocs/Downloads/DE/Presse/Presse-2009/Presse-2009/PM__PDF__03-07-09-gesundheitsfachberufe,templateId=raw,property=publicationFile.pdf/PM_PDF_03-07-09-gesundheitsfachberufe.pdf (19.09.2010).

Bundesverwaltungsgericht (2009): Die Heilpraktikererlaubnis kann auf die Ausübung der Physiotherapie beschränkt werden, Urteil des 3. Senats vom 26. August 2009. Online-Dokument: http://www.bundesverwaltungsgericht.de/media/archive/7948.pdf (15.11.2010).

Büschges, G. (2007): Profession. In: Fuchs-Heinritz, W.; Barlösius, E. (Hrsg.) *Lexikon zur Soziologie*, 4. Aufl., (S. 596). Wiesbaden: Verlag für Sozialwissenschaften.

Callies, R. (1974): 25 Jahre Zeitschrift unseres Fachgebietes. *Zeitschrift für Physiotherapie*, 26 (4), S. 251-255.

Callies, R. (1985): Zur Forschung in der Physiotherapie unter disziplinärem und interdisziplinärem Aspekt. *Zeitschrift für Physiotherapie*, 37 (5), S. 323-326.

Callies, R.; Conradi, E.; Brückner, L.; Riede, D.; Buchmann, J.; Bernateck, A.; Lange, A.; Besel, R. Grasshoff, H. (1989): Wissenschaftskonzeption für die medizinische Wissenschaftsdisziplin Physiotherapie im Hochschulwesen der DDR. *Zeitschrift für Physiotherapie,* 41 (6), S. 381-386.

Callies, R.; Danz, J.; Smolenski, U.; Uhlemann, C.; Endres, U.; Steinberg, R.; Haag, H. (1988): Zur Systematik der Wissenschaftsdisziplin Physiotherapie. *Zeitschrift für Physiotherapie,* 40 (1), S. 5-10.

Callies, R.; Jordan, H.; Reinhold, D. (1985): Zur Position der Physiotherapie im therapeutischen System. *Zeitschrift für Physiotherapie,* 37 (1), S. 51-56.

Conradi, E. (1973): Die Stellung der Physiotherapie im Programm der Frührehabilitation des Herzinfarktes. *Zeitschrift für Physiotherapie*, 25 (4), S. 243-248.

Conradi, E. (1974): Die Entwicklung der Physiotherapie in der DDR. *Zeitschrift für Physiotherapie*, 26 (4), S. 247-250.

Cordes, J. C. (1970): *Lehrbuch der Physiotherapie*, Band 1: Gymnastik, Krankengymnastik, Massage. Berlin: Volk und Gesundheit.

Cordes, J.C. (1976): Zur Definition, Terminologie und Systematik der Physiotherapie. *Zeitschrift für Physiotherapie*, 28 (1), S. 5-9.

Cordes, J.C. (1978): *Physiotherapie*, (2. Aufl.). Berlin: Volk und Gesundheit.

Cordes, J. C. (1979): Professor Dr. Herbert Krauß – 8. Mai 1979, 70 Jahre. *Zeitschrift für Physiotherapie,* 31 (1), S. 65-67.

Literaturverzeichnis

Deutscher Verband für Physiotherapie (2009): *60 Jahre ZVK – Chronik*. München: Pflaum.

Deutsche Zentralverwaltung für Volksbildung; Deutsche Zentralverwaltung für das
    Gesundheitswesen (1946): Sonderstudium für Angehörige von Heilhilfsberufen.
    Gemeinsamer Erlass der Deutschen Zentralverwaltung für Volksbildung und der
    Deutschen Zentralverwaltung für das Gesundheitswesen in der SBZ vom 17.
    September 1946. *Das Deutsche Gesundheitswesen*, 1 (11), S. 304.

Edel, H.; Knauth , K. (1984): *Grundzüge der Atemtherapie*, (3. Aufl.). Dresden: Steinkopff.

Ehrhardt, L. (2000): Leonore Ehrhardt im Gespräch mit Elvira Braun. *PT - Zeitschrift für
    Physiotherapeuten*, 52 (9), S. 1469-1473.

Fiedler, H. (1981): *Allen Kindern das gleiche Recht auf Bildung*: Dokumente und Materialien
    zur Demokratischen Schulreform. Berlin: Dietz.

Finzel, S. (1975): Die Zwischenbilanz ist positiv – Zu ersten Erfahrungen bei der Einführung
    der medizinischen Fachschulausbildung. *Humanitas*, 15 (8), S. 14.

Fischer, E.; Rohland, L.; Tutzke, D. (1979): *Für das Wohl des Menschen*: Dokumente zur
    Gesundheitspolitik der sozialistischen Einheitspartei Deutschlands, Band II. Volk und
    Gesundheit: Berlin.

Foitzik, J. (1990): Sowjetische Militäradministration in Deutschland (SMAD). In: Broszat,
    M.; Weber, H. (Hrsg.) *SBZ-Handbuch:* staatliche Verwaltungen, Parteien,
    gesellschaftliche Organisationen und ihre Führungskräfte in der Sowjetischen
    Besatzungszone Deutschlands 1945 – 1949, (S.7-70). München: Oldenbourg Verlag.

Frenz, R. (1966): Gedanken und Schlussfolgerungen zur Entwicklung der Berufsausbildung,
    Erwachsenenqualifizierung und Weiterbildung mittlerer medizinischer Fachkräfte.
    Humanitas, 6 (15), S. 15-16.

Frerich, J.; Frey, M. (1993): *Handbuch der Geschichte der Sozialpolitik in Deutschland*, Band
    2: Sozialpolitik in der Deutschen Demokratischen Republik. München: Oldenbourg.

Frohreich, L. (1975): Fachhelfer haben sich bewährt. *Humanitas*, 15 (10), S. 15.

Gehring, M. (1949): Zur Reform der mittleren medizinischen Schulen. *Heilberufe*, 1 (6), S.
    156-160.

Gehring, M. (1950): Vor neuen Wegen der Ausbildung des mittleren medizinischen
    Personals. *Heilberufe*, 2 (10), S 275-278.

Gehring, M. (1951): Beiträge zur Ausbildung an den mittleren medizinischen Schulen:
    Aufgaben und Bedeutung des Schulleiters. *Heilberufe*, 3 (5), S. 164-166.

Gehring, M. (1952): Umfassende Förderung des Gesundheitswesen: Zum Beschluss des
    Ministerrats der Regierung der Deutschen Demokratischen Republik über die

zusätzliche Ausbildung medizinischen Hilfspersonals vom 20. Juni 1952, (Beilage).
Heilberufe, 4 (7), S. 1-4.

Gesellschaft für Physiotherapie der DDR (1963): *Statut der Gesellschaft für Physiotherapie der DDR*, Berlin.

Gesellschaft für Physiotherapie der DDR (1980): Mitteilungen der Gesellschaft – Julius Grober Preis. *Zeitschrift für Physiotherapie*, 32 (1), S. 71-73.

Gesellschaft für Physiotherapie der DDR (1984): *Methodische Hinweise für die indikationsgerechte Verordnung und Anwendung physiotherapeutischer Verfahren und für die effektive Nutzung der vorhandenen personellen und materiellen Kapazitäten der Physiotherapie*, Potsdam.

Gesetzblatt der DDR (1950a): Verordnung über die Regelung des Stipendienwesens an Hoch- und Fachschulen vom 17. Januar 1950. Nr. 4, Seite 17-20, Berlin.

Gesetzblatt der DDR (1950b): 2. Durchführungsbestimmung zur Verordnung über die Neuordnung des Fachschulwesens vom 28. August 1950. Nr.102, Seite 948, Berlin.

Gesetzblatt der DDR (1955): Verordnung über die Berufserlaubnis und Berufsausübung in den mittleren medizinischen Berufen und medizinischen Hilfsberufen vom 17. Februar 1955. Nr. 16, Seite 149-152, Berlin.

Gesetzblatt der DDR (1961): Beschluss zur Neuordnung der Ausbildung in den mittleren medizinischen Berufen und zur Bildung der medizinischen Schulen vom 13. Juli 1961. Nr. 49, Seite 319-320 (Teil II), Berlin.

Gesetzblatt der DDR (1965): Gesetz über das einheitliche sozialistische Bildungssystem vom 25. Februar 1965. Nr.6, Seite 83, Berlin.

Gesetzblatt der DDR (1975): Anordnung über die medizinische Fachschulanerkennung für Krankenschwestern und andere mittlere medizinische Fachkräfte vom 21. August 1975. Nr.36, S. 642-644 (Teil I), Berlin.

Gesetzblatt der DDR (1980): Anordnung über die staatliche Erlaubnis zur Ausübung der medizinischen, pharmazeutischen und sozialen Fachschul- und Facharbeiterberufe vom 7. August.1980. Nr. 26, S. 254-258 (Teil I), Berlin.

Gesetzblatt der DDR (1981): Verordnung über die Gewährung von Stipendien an Direktstudenten der Universitäten, Hoch- und Fachschulen der Deutschen Demokratischen Republik - Stipendienverordnung - vom 11. Juni 1981. Nr. 17, S. 229-232 (Teil I) Berlin.

Goertz, H.-J.. (1998): *Geschichte: Ein Grundkurs*. Reinbek bei Hamburg: Rowohlt.

Literaturverzeichnis

Goodman, C. C.; Snyder, T. E. K. (2007): Introduction to Screening for Referral in Physical Therapy. In: Goodman, C.C. und Snyder, T. E. K. (Hrsg.) *Differential Diagnosis for Physical Therapists - Screening for Referral*, 4. Aufl., (S. 19-21). Elsevier: St. Louis.

Haase, H. (1965): Probleme der krankengymnastischen Weiterbildung. In: Institut für Weiterbildung mittlerer medizinischer Fachkräfte (Hrsg.) *Zweite zentrale Weiterbildungstagung der Krankengymnasten der Deutschen Demokratischen Republik:vom 22. bis 24. Nov. 1963 in Berlin,* (S.13-18). Potsdam: Institut für Weiterbildung mittlerer medizinischer Fachkräfte.

Hamann, A. (1950): Zur Frage Einheitsberuf Krankengymnast – Masseur. *Heilberufe*, 2 (2), S. 50-51.

Hauschild, A. (1974): Der Weg zum medizinischen Fachschulstudium. *Humanitas*, 14 (12), S. 14.

Helming, E.; Brandt, B. (1953): Diskussionsbeitrag zum Thema „Masseur und Heilgymnast". *Heilberufe*, 5 (7), S. 269-271.

Hüter-Becker, A. (1997): Ein neues Denkmodell für die Physiotherapie. *Pt-Zeitschrift für Physiotherapeuten*, 49 (4), S. 565-569.

Hüter-Becker, A. (2004a): Geschichte der Physiotherapie. In: Hüter-Becker, A. / Dölken, M. (Hrsg.) *Beruf, Recht, wissenschaftliches Arbeiten*, (S. 5-32). Stuttgart: Thieme.

Hüter-Becker, A. (2004b): Das berufliche Selbstverständnis von Physiotherapeuten. In: Hüter-Becker, A. / Dölken, M. (Hrsg.) *Beruf, Recht, wissenschaftliches Arbeiten*, (S. 33-46). Stuttgart: Thieme.

Hüttich, S. (2006a): Informationen über die Physiotherapie-Ausbildung in der DDR von 1974 bis 1989. *Pt-Zeitschrift für Physiotherapeuten*, 58 (12), S. 69-72.

Hüttich, S. (2006b): Ausbildung zum Physiotherapeuten in der DDR in den Lehrgebieten Psychologie und Psychiatrie. *Pt-Zeitschrift für Physiotherapeuten*, 58 (12), S. 72-74.

Institut für Gesundheitserziehung (1988): *Hinweise zur Anwendung gesundheitsfördernder Maßnahmen bei Krippenkindern,* (3. Aufl.). Dresden: Institut für Gesundheitserziehung.

Institut für Weiterbildung mittlerer medizinischer Fachkräfte (1962): *Erste zentrale Weiterbildungstagung der Krankengymnasten der Deutschen Demokratischen Republik: 2. bis 4. November 1961 in Leipzig.* Potsdam: Institut für Weiterbildung mittlerer medizinischer Fachkräfte.

Literaturverzeichnis

Institut für Weiterbildung mittlerer medizinischer Fachkräfte (1963): *Rahmenlehrplan für die Ausbildung von Werktätigen* (Abschnitt I – IV): Fachrichtung Physiotherapie. Potsdam: Institut für Weiterbildung mittlerer medizinischer Fachkräfte.

Institut für Weiterbildung mittlerer medizinischer Fachkräfte (1964): *Rahmenthemenpläne für die Weiterbildung der mittleren medizinischen Fachkräfte in den Einrichtungen des Gesundheits- und Sozialwesens im Ausbildungsjahr 1964/65.* Potsdam: Institut für Weiterbildung mittlerer medizinischer Fachkräfte.

Institut für Weiterbildung mittlerer medizinischer Fachkräfte (1975): *Studienplan für die Ausbildung im mittleren medizinischen Beruf: Fachrichtung Physiotherapie.* Potsdam: Ministerium für Gesundheitswesen.

Institut für Weiterbildung mittlerer medizinischer Fachkräfte (1978): *Studienplan für die Fachrichtung Physiotherapie.* Potsdam: Ministerium für Gesundheitswesen.

Institut für Weiterbildung mittlerer medizinischer Fachkräfte (1981a): *Aus- und Weiterbildung der mittleren medizinischen Fachkräfte*, Band 4. Berlin: Verlag Volk u. Gesundheit.

Institut für Weiterbildung mittlerer medizinischer Fachkräfte (1981b): *Ausbildungsdokument Fachphysiotherapeut für funktionelle Störungen und psychische Erkrankungen: Studienplan, Lehrprogramme.* Potsdam: Ministerium für Gesundheitswesen.

Institut für Weiterbildung mittlerer medizinischer Fachkräfte (1982a): *Ausbildungsdokument Fachphysiotherapeut für spinale Lähmungen und Extremitätendefekte: Studienplan, Lehrprogramme.* Potsdam: Ministerium für Gesundheitswesen.

Institut für Weiterbildung mittlerer medizinischer Fachkräfte (1982b): *Katalog der Arbeiten der Studenten, Lehrlinge, Lehrkräfte und Lehrbeauftragten im Gesundheits- und Sozialwesen in der MMM-Bewegung, im Neuererwesen, im sozialistischen Wettbewerb zur Zentralen Leistungsschau der Studenten,* (3.Ausg.). Potsdam: Institut für Weiterbildung mittlerer medizinischer Fachkräfte.

Institut für Weiterbildung mittlerer medizinischer Fachkräfte (1983): *Ausbildungsdokument Fachphysiotherapeut für infantile Zerebralparesen: Studienplan, Lehrprogramm.* Potsdam: Ministerium für Gesundheitswesen.

Institut für Weiterbildung Mittlerer Medizinischer Fachkräfte (1986): *Studienplan für die Fachrichtung Physiotherapie.* Potsdam: Ministerium für Gesundheitswesen.

Jacob, G.; Sauerbrey, B. Grützmacher, K. H.(1986): Entwicklung der Physiotherapie von 1980 bis 1983 in Berlin — Hauptstadt der DDR. *Zeitschrift für Physiotherapie*, 35 (6), S. 467-471.

Literaturverzeichnis

Janda, V. (1959): *Muskelfunktionsprüfung*. Berlin: Volk und Gesundheit.

Jentzsch, W.; Frenz, R. (1984): Zur Entwicklung der Ausbildung von Lehrkräften für medizinische Fachschulen nach 1945. In: Institut für Fachschulwesen der Deutschen Demokratischen Republik (Hrsg.) *Traditionen und Geschichtsbewusstsein in der Medizinpädagogik*, (S.43-58). Karl-Marx-Stadt: Institut für Fachschulwesen.

Juhnke, J. (2009): *Bachelorstudiengänge der Physiotherapie in Deutschland*: Istzustand und Potentiale von Absolventenstudien. Unveröffentlichte Bachelorarbeit der Alice Salomon Hochschule, Berlin.

Jordan, H. (1964): *Grundriss der Balneologie und Balneoklimatologie*. Leipzig: Georg Thieme Verlag.

Jordan, H. (1975): *Kurorttherapie*. Jena: Gustav Fischer Verlag.

Jordan, H. (1976): *Kurorttherapie: Prinzip und Probleme*. Berlin: Akademie Verlag.

Jordan, H. (1985): Stellung und Bedeutung der Physiotherapie im therapeutischen System. *Zeitschrift für Physiotherapie*, 37 (4), S. 223-227.

Jordan, H. (1986): Die Position der Physiotherapie im therapeutischen System aus komplementaristischer Sicht. *Zeitschrift für Physiotherapie*, 38 (3), S. 139-144.

Kegler [Vorname nicht ausgewiesen] (1975): Organisiertes Selbststudium mit problemorientierter Aufgabenstellung. Erfahrung bei der Ausbildung von Fachschulstudenten. *Humanitas*, 15 (6), S. 14.

Kilbach, O. (1990): *Die Entwicklung der Gesellschaft für Physiotherapie von ihrer Gründung bis zum Jahre 1980*. Unveröffentlichte Dissertation der Humboldt-Universität, Berlin.

Knauth, K.; Reiners, B.; Huhn, R. (1973): *Physiotherapeutisches Rezeptierbuch: Vorschläge für physikalisch -therapeutische Verordnungen*. Dresden: Steinkopff.

Krauß, H. (1955): Hydrotherapeut und Masseur – ein neuer mittlerer medizinischer Beruf. *Heilberufe*, 7 (8), S. 206-207.

Krauß, H. (1961): Aufgaben und Organisation der Kliniken für physikalisch-diätetische Therapie. *Zeitschrift für Physiotherapie,* 13 (4), S. 277-288.

Krauß, H. (1969): Physiotherapie im Medizinstudium der DDR. *Zeitschrift für Physiotherapie*, 21 (1), S. 57-62.

Lampert, H. (1954): *Physikalische Therapie. Richtlinien für den praktischen Arzt* (3. Aufl.). Dresden, Leipzig: Theodor Steinkopff Verlag.

Leemrijse, C. J.; Swinkels, I.C.S.; Veenhof, C. (2008): Direct Access to Physical Therapy in the Netherlands: Results from the First Year in Community-Based Physical Therapy. *Physical Therapy*, 88 (8), S. 936-946.

Literaturverzeichnis

Lehnert, E.; Heßner, E. (1953): Zusammenschluss bzw. Zusammenarbeit der Masseure und Heilgymnasten. *Heilberufe*, 5 (8), S. 312.

Leinich, T. (2007): Physiopolitik. Schweden: Behandeln ohne ärztliche Verordnung. *Physiopraxis*, 5 (1), S. 10-14.

Ludz, C. (1975): *DDR Handbuch*. Köln: Verlag Wissenschaft und Politik.

Maciejewski, R. (1967): *Berufsausbildung und Erwachsenenqualifizierung im Gesundheits- und Sozialwesen*. Potsdam: Institut für Weiterbildung Mittlerer Medizinischer Fachkräfte.

Masseur- und Physiotherapeutengesetz (1994): Gesetz über die Berufe in der Physiotherapie vom 26. Mai 1994. Online-Dokument: http://www.gesetze-im-internet.de/bundesrecht/mphg/gesamt.pdf (17.09.2010).

Mecklinger, L. (1974): Direktive über die Bewerbung, die Auswahl und Zulassung zum Direktstudium an den medizinischen Fachschulen. *Humanitas*, 14 (12), S. 14.

Mecklinger, L. (1975): Auf Fragen zur medizinischen Fachschulanerkennung antwortet: Prof. Dr. sc. med. Ludwig Mecklinger, Minister für Gesundheitswesen. *Humanitas*, 15 (20), S. 4.

Miesen, M. (1999): Berufsausbildung in der Ergotherapie: Die Berufsausbildung in der ehemaligen DDR (1959-31.8.1991). In: Scheepers, C.; Steding-Albrecht, U.; Jehn, P. (Hrsg.) *Ergotherapie vom Behandeln zum Handeln*, (S.19-20). Stuttgart: Thieme.

Ministerium für Gesundheitswesen (1951): Anordnung über die Neuordnung der Ausbildung in der Massage und Heilgymnastik vom 14. Dezember 1950. *Heilberufe*, 3 (2), S. 52-53.

Ministerium für Gesundheitswesen (1954): Merkblatt über die Ausbildung in medizinischen Hilfsberufen und mittleren medizinischen Berufen vom 1. Oktober 1954. In: *Verfügungen und Mitteilungen des Ministeriums für Gesundheitswesen*, 8. Beilage. Berlin: Eigenverlag.

Ministerium für Gesundheitswesen (1957): Anweisung über die Durchführung der Berufslenkung der Absolventen der medizinischen Fachschulen" vom 8. Oktober 1957, Nr. 13, Seite 1-2, Berlin.

Müller, R. (1955): Zur Berufserlaubnis und Berufsausübung in mittleren medizinischen Berufen sowie medizinischen Hilfsberufen. *Heilberufe*, 7 (8), S. 216-217.

Nünning, V.; Saal, R. (1995): *Uni-Training Geschichtswissenschaft: Einführung in die Grundstrukturen des Fachs und Methoden der Quellenarbeit*. Stuttgart: Klett.

Literaturverzeichnis

o.V. (1966): Entwurf des Berufsbildes für den Ausbildungsberuf Physiotherapeut. *Humanitas*,
  6 (23), S. 18.

o.V. (1978): Grundanliegen: Einblick in die stationäre Praxis. *Humanitas*, 18 (4), S. 5.

o.V. (1984): 35 Jahre Gesundheits- und Sozialwesen in Zahlen. *Humanitas*, 24 (20), S. 3.

Panzer, D.; Albrecht, U.; Grützmacher, K. H.; Sauerbrey, B (1983): Profil und
  Leistungsentwicklung physiotherapeutischer Einrichtungenin der Hauptstadt der DDR
  Berlin von 1949 bis 1980. *Zeitschrift für Physiotherapie*, 35 (2), S. 65-73.

Popp, B. (2000): Barbara Popp im Gespräch mit Elvira Braun. *PT - Zeitschrift für
  Physiotherapeuten*, 52 (7), S. 1119-1126.

Presber, W. (1970): Zur Zusammensetzung der Patienten in Abteilungen für Physikalische
  Therapie (ambulant). *Zeitschrift für die gesamte Hygiene und ihre Grenzgebiete*, 16
  (9), S. 713-719.

Presber, W.; Grützmacher, K.H. (1960): Das praktische Jahr in der Krankengymnastik als 3.
  Jahr der Ausbildung. *Heilberufe*, 12 (2), S. 59-61.

Raps, W.; Melzer, W. (2006): *Gesetz über die Berufe in der Physiotherapie (Masseur- und
  Physiotherapeutengesetz) und Ausbildungs- und Prüfungsverordnungen für Masseure
  und medizinische Bademeister und für Physiotherapeuten*. Remagen: Reha-Verlag.

Reinhold, D. (1983): Rechenschaftsbericht des Vorstandes der Gesellschaft für Physiotherapie
  der DDR vor der Mitgliederversammlung am 3.11.1982 in Karl-Marx-Stadt.
  Zeitschrift für Physiotherapie, 35 (6), S. 386-392.

Reinhold, D. (1984): Physiotherapie – Aufgaben und Möglichkeiten. *Humanitas*, 24 (16), S.1.

Reinhold, D. (1985a): Bericht über die Tätigkeit der Gesellschaft für Physiotherapie der DDR
  vor dem Präsidium der Gesellschaft für Klinische Medizin der Deutschen
  Demokratischen Republik am 9. September 1983. *Zeitschrift für Physiotherapie*, 37
  (1), S. 57-59.

Reinhold, D. (1985b): Rechenschaftsbericht des Vorstandes der Gesellschaft für
  Physiotherapie der DDR vor der Mitgliederversammlung am 7.11.1984 in Karl-Marx-
  Stadt. *Zeitschrift für Physiotherapie*, 37 (5), S. 369-375.

Repschläger, U. (2007): First-Contact Practitioner – Zukunftsthema für Physiotherapeuten.
  Physiotherapie, 25 (2) S. 12-14.

Riede, D. (1985): Therapeutisches Reiten als krankengymnastische Behandlungsmethode im
  Rahmen einer komplexen Bewegungstherapie. *Zeitschrift für Physiotherapie*, 37 (5),
  S. 345-347.

Literaturverzeichnis

Riede, D. (1987): Reisebericht – Vortragsreise über „Hippotherapie in der DDR" durch die
USA. *Zeitschrift für Physiotherapie*, 39 (4), S. 251-252.

Ruban, M. E. (1981): *Gesundheitswesen in der DDR*. Berlin: Holzapfel.

Sachse, J. (1973): Entwicklung und Stand der Manuellen Therapie in der DDR. *Zeitschrift für
Physiotherapie*, 25 (4), S. 299-302.

Sachse, J. (1999): Manuelle Medizin im Wandel der Jahrzehnte. Folge 1: Dr. Jochen Sachse.
Manuelle Medizin, 37 (1), S. 48-52.

Schämann, A. (2006): *Akademisierung und Professionalisierung der Physiotherapie: Der
studentischeBlick auf die Profession.* Dissertation der Humboldt Universität Berlin.
Idstein: Schulz-Kirchner.

Schenk, G; Kühn, L. (1955): Die Qualifizierung von Krankengymnasten. *Heilberufe*, (7) 10,
S. 297-298.

Scherfer, E. (2004): Akademisierung der Ausbildung in Physiotherapie – Bestandsaufnahme
und Orientierungshilfe. In: Hüter-Becker, A. / Dölken, M. (Hrsg.) *Beruf, Recht,
wissenschaftliches Arbeiten,* (S. 47-64). Stuttgart: Thieme.

Schildt-Rudloff, K.; Coburger, G. (2003): Physiotherapeuten in der DGMM-ÄMM. *Manuelle
Medizin,* 41 (4), S. 322–324.

Schmitt, E. (1965): *Zur berufspraktischen Ausbildung im Gesundheitswesen: Hinweise zur
pädagogisch-methodischen und organisatorischen Gestaltung der berufspraktischen
Ausbildung mittlerer medizinischer Fachkräfte*. Potsdam: Institut für Weiterbildung
mittlerer medizinischer Fachkräfte.

Sohr, C. (1961): Die mittleren medizinischen Berufe und die Systematik der
Ausbildungsberufe. *Heilberufe*, 13 (6), S. 156-157.

Sohr, C. (1964): Aus- und Weiterbildung der mittleren medizinischen Fachkräfte in der DDR.
Humanitas, 4 (21), S. 10.

Spaar, H. (1999): Das Gesundheitswesen der DDR. Quellen, Entwicklungen, Wertungen. In:
Rausch, A.; Rohland, L.; Spaar, H. (Hrsg.) *Das Gesundheitswesen der DDR - eine
historische Bilanz für zukünftige Gesundheitspolitik*, (S.18-64). Berlin: Eigenverlag.

Stahn, H (1982): Stand und Perspektive der Physiotherapie in ihrer interdisziplinären
Verantwortung. *Zeitschrift für Physiotherapie*, 34 (1), S. 53-57.

Statistisches Bundesamt (1994): *Gesundheits- und Sozialwesen in Übersichten*, Teil 1.
Wiesbaden: Statistisches Bundesamt.

Staatliche Zentralverwaltung für Statistik (1961): Statistisches Jahrbuch der Deutschen
Demokratischen Republik 1960/61, 6. Jg. Berlin: Deutscher Zentralverlag.

Literaturverzeichnis

Stoletzky, H. (1950): Vereinigung der Berufsgruppen Masseure und Heilgymnasten? *Heilberufe*, 2 (1), S. 18-19.

Thiekötter, A. (2006): *Pflegeausbildung in der Deutschen Demokratischen Republik: Ein Beitrag zur Berufsgeschichte der Pflege*. Dissertation der Martin-Luther-Universität Halle Wittenberg 2005. Frankfurt am Main: Mabuse.

Uibe, P.; Reinhold, D. (1985): Rahmenvereinbarung über die Kooperation zwischen der Gesellschaft für Physiotherapie der DDR und der Gesellschaft für Rehabilitation in der DDR. *Zeitschrift für Physiotherapie*, 37 (5), S. 379-380.

Vojta, V. (1974): *Die cerebralen Bewegungsstörungen im Säuglingsalter.* Stuttgart: Enke.

Walther, I. (1976): Weiterbildung für Lehrer der Medizinischen Fachschulen – Eine Initiative zum IX. Parteitag der SED. *Humanitas*, 16 (10), S. 14.

Welsh, H. A. (1990): Deutsche Zentralverwaltung für das Gesundheitswesen (DZVG). In: Broszat, M.; Weber, H. (Hrsg.) *SBZ-Handbuch*: staatliche Verwaltungen, Parteien, gesellschaftliche Organisationen und ihre Führungskräfte in der Sowjetischen Besatzungszone Deutschlands 1945 – 1949, (S.244-252). München: Oldenbourg Verlag.

Wehnert, E. (1975): Schlechte Leistungen dulden wir nicht. *Humanitas*, 15 (16), S. 8.

Wilda-Kiesel, A. (1987): *Kommunikative Bewegungstherapie.* Leipzig: Barth Verlag.

Wilda-Kiesel, A. (1998): Die Kommunikative Bewegungstherapie eine bewegungstherapeutische Methode bei psychischen und psychosomatischen Erkrankungen. *Pt-Zeitschrift für Physiotherapeuten*, 50 (1), S. 34-40.

Wilda-Kiesel, A. (2003): Die Geschichte der Konzentrativen Entspannung. *Pt-Zeitschrift für Physiotherapeuten*, 55 (3), S. 426-430.

Wolf, B. (2000): *Sprache in der DDR - Ein Wörterbuch.* Berlin: De Gruyter Verlag.

Wolff, H.-P. (1994): Vergleichende Geschichte der medizinischen Berufsbildung. Basel; Eberswalde: Recom.

Wolfram, H.; Ploss, G. (1981): Die 70er Jahre, ein bedeutsamer und verpflichtender Zeitabschnitt des Kur- und Bäderwesens. *Zeitschrift für Physiotherapie*, 33 (4), S. 227-233.

Zeibig, B. (1966): Ein neues Berufsbild für Physiotherapeuten. *Humanitas,* 6 (22), S. 14.

Zeibig, B. (1976): Zur Einführung der Facharbeiterausbildung (Erwachsenenqualifikation) Masseur. *Humanitas*, 16 (15), S. 14.

Zeibig, B. (1977): Zur Einführung des medizinischen Fachschulfernstudiums in den Fachrichtungen Medizinisch-technische Laborassistenz, Medizinisch-technische Radiologieassistenz und Physiotherapie. *Humanitas*, 17 (15), S. 5.

Zentralverband deutscher Physiotherapeuten / Krankengymnasten (2010a): *Zahlen, Daten, Fakten.* Online-Dokument: http://www.zvk.org/s/content.php?area=650&sub=742 (19.09.2010).

Zentralverband deutscher Physiotherapeuten / Krankengymnasten (2010b): *Studiengänge Physiotherapie!* Online-Dokument: http://www.zvk.org/img/dokumente/doc_11.pdf (19.09.2010).

7.2 Archivalische Quellen

Bundesarchiv Berlin (BArch)

Ministerium für Gesundheitswesen, DQ 1

6541   Ministerdienstbesprechung vom 12.3.1974

6542   Ministerdienstbesprechung am 16.5. 1974

6557   Ministerdienstbesprechung vom 17.2.1976

6587   Ministerdienstbesprechung vom 9.6.1981

10450 Hauptabteilung Aus- und Weiterbildung: Entwicklung der Ausbildung, Band 2 (1964-1974)

11363 Hauptabteilung Aus- und Weiterbildung: Entwicklung der Ausbildung, Band 1, 1953-1985

15610 Hauptabteilung Aus- und Weiterbildung: Studien- und Lehrprogramme für die Fachrichtung Physiotherapie, 1963-1964

15611 Hauptabteilung Aus- und Weiterbildung: Studien- und Lehrprogramme für die Fachrichtung Physiotherapie, 1990

24195 Ministerdienstbesprechung vom 18.12.1973

24195 Ministerdienstbesprechung vom 28.11.1978

Institut für Weiterbildung mittlerer medizinischer Fachkräfte, DQ 110

36   Ausbildungsunterlagen für den Fachphysiotherapeuten (1967-1989)

8   Anhang

A 1:   Ausgaben des DDR-Staatshaushalts für das Gesundheits- und Sozialwesen (ohne Renten und Sozialversicherung) im Verhältnis zum produzierten Nationaleinkommen

A 2:   Entwicklung der Einrichtungen zur ambulanten Betreuung in der DDR

A 3:   Profil der örtlich geleiteten Einrichtungen für Physiotherapie in Berlin — Hauptstadt der DDR von 1949-1980

A 4:   Behandlungsspektrum der ambulanten physiotherapeutischen Einrichtungen der Stadt Dresden 1971

A 5:   Physiotherapeutische Leistungen 1977, 1980 und 1983 in ambulanten Einrichtungen der Hauptstadt der DDR - Berlin

A 6:   Prozentuale Verteilung der physiotherapeutisehen Therapie-maßnahmen in ambulanten Gesundheitseinrichtungen der Hauptstadt der DDR - Berlin (II. Quartal 1978 und I.—IV. Quartal 1980)

A 7:   Vergütung für mittlere medizinische Fachkräfte und Angehörige medizinischer Handwerksberufe im Jahre 1967

A 1: Ausgaben des DDR-Staatshaushalts für das Gesundheits- und
Sozialwesen (ohne Renten und Sozialversicherung) im Verhältnis zum
produzierten Nationaleinkommen

Jahr	Nationaleinkommen in Mrd. Mark	Aufwendungen für das Gesundheits- und Sozialwesen Mrd. Mark	Anteil am Nationaleinkommen in %
1950	27,3	1,4	5,1
1960	71,5	4,2	5,9
1970	142,4	7,9	5,5
1978	161,1	8,9	5,5

(Quelle: Ruban 1981, S. 106)

A 2: Entwicklung der Einrichtungen zur ambulanten Betreuung
in der DDR

Jahr	Polikliniken	Ambulatorien	Staatliche Arztpraxen	Ärzte in eigener Niederlassung
1950	184	575	-	nicht erfasst
1955	369	720	-	5048
1960	399	766	298	3253
1965	412	855	787	2524
1970	452	828	1301	1888
1975	522	929	1606	1308
1982	577	971	1631	nicht erfasst

(Quelle: o.V. 1984, S. 3; Fischer et al. 1979, S. 149)

A 3: **Profil der örtlich geleiteten Einrichtungen für Physiotherapie in Berlin — Hauptstadt der DDR von 1949-1980**

Einrichtungsart	Jahr		
	1949	1964	1980
1. Städtische Polikliniken[1] mit Abt. für Physiotherapie (Naß- u. Trockenabt.)	0	2	11
2. Städtische Betriebspolikliniken[1] mit Abt. für Physiotherapie (Naß- u. Trockenabt.)	0	19	20
3. Städtische Ambulatorien[1] mit Abt. für Physiotherapie (Trockenabt.)	2	18	15
4. Städtische Ambulatorien[1] mit Abt. für Physiotherapie (Naß- u. Trockenabt.)	2	0	0
5. Abteilungen für Physiotherapie in Betrieben (Trockenabt.)	0	5	14
6. Städtische Praxen[1] für Physiotherapie (Trockenabt.)	0	13	13
7. Städtische Badeanstalten[1], jetzt nach Rekonstruktion Abt. für Physiotherapie (Naß- u. Trockenabt.)	4	10	7
8. Abt. für Physiotherapie in städtischen Krankenhäusern (Naß- u. Trockenabt.)	9	9	8
9. Abt. für Physiotherapie in städtischen Krankenhäusern (Trockenabt.)	2	3	5
10. Orthopädische Beratungspraxen[1] und Behandlungsstellen mit physiotherapeutischem Behandlungsbereich	0	12	7
11. Städtische Polikliniken[1] mit Abt. für Physiotherapie (Trockenabt.)	0	0	2
12. Städtische Institute[1] für Physiotherapie (Naß- u. Trockenabt.)	0	3	2
13. Staatliche Arztpraxen mit physiotherapeutischem Behandlungsbereich	0	14	11
14. Medizinische Badeanstalten[2] in eigener Niederlassung	31	9	4
15. Krankengymnastenpraxen[2] in eigener Niederlassung	3	14	14
16. Massagepraxen[2] in eigener Niederlassung	299	69	19
17. Private Bestrahlungs- und elektrophysikalische Institute[3]	6	0	
Zahl der physiotherapeutischen Einrichtungen insgesamt	358	200	152

(Quelle: Panzer et al. 1983, S. 66)

A 4: Behandlungsspektrum der ambulanten physiotherapeutischen Einrichtungen der Stadt Dresden 1971

Art der Behandlung	Anzahl	Prozent (%)	
Kurzwelle	141340	22,56	} ~ 30%
Reizstrom	23954	3,82	
Ultraschall	22831	3,64	
Extension	31628	5,05	
Klassische Massage	187085	29,86	} ~ 35%
spezielle Massage	33226	5,30	
Inhalation	6975	1,11	
Bewegungstherapie	69259	11,05	
Medizinische Bäder	51508	8,22	
Packungen	24190	3,86	
Unterwasserdruckstrahlmassage	34549	5,51	
Summe der Behandlungen	**626545**		

(Quelle: Brückner et al. 1973, Anlage 4)

A 5: Physiotherapeutische Leistungen 1977[1], 1980 und 1983 in ambulanten Einrichtungen der Hauptstadt der DDR - Berlin

	1977[1]	1980	1983
Maßnahmen insgesamt	574614	2430433	2972600
Davon aktivierende Maßnahmen	154298	683429	847971
Davon passive Maßnahmen	420316	1747004	2124629
Verhältnis von aktiven zu passiven Maßnahmen	1 : 2,7	1 : 2,6	1 : 2,5

(Quellen: Jacob et al. 1986, S. 468; Panzer et al. 1983, S. 67)

Aktivierende Maßnahmen: Bewegungstherapie als Gruppen- und Einzelbehandlung, Wassergymnastik, Schwimmtherapie, Sauna

Passive Maßnahmen: Massage, Elektrotherapie, Hydrotherapie, apparative Traktionsbehandlungen, Photptherapie, Unterwasserdruckstrahlmassage, Inhalation, Schröpfen, Blutegel

---

[1] Angaben beziehen sich nur auf das II. Quartal.

A 6: **Prozentuale Verteilung der physiotherapeutisehen Therapiemaßnahmen in ambulanten Gesundheitseinrichtungen der
Hauptstadt der DDR - Berlin (II. Quartal 1978 und I. - IV. Quartal
1980)**

Art der Behandlungen	1978 in %		1980 in %
Behandlungen insgesamt (606211)	100,0	(2430433)	100,0
Davon:			
Packungen, Wickel	1,7		2,6
Inhalationen	2,0		1,7
Extensionen, Farblicht, Heißluft	5,9		4,8
Teilmassage	2,2		2,8
Teilmassage, umfangreich	5,3		7,0
Spezialmassage	1,3		1,3
Kurzwelle	18,5		16,9
Höhensonne	0,8		0,5
Ultraschall	7,5		11,5
Reizstrom	13,3		16,0
Unfallchirurgie, Kinesitherapie, Einzelbehandlung	1,5		1,8
Unfallchirurgie, Kinesitherapie, – umfangreich	2,4		1,0
Kinesitherapie, einfach	4,3		4,9
Kinesitherapie, umfangreich	2,5		2,5
Manuelle Dehnungen	1,5		1,0
Kleine Hydrotherapie	0,2		0,6
Duschkatheder	0,3		0,2
Vierzellenbad, Stangerbad	0,9		0,9
Medizinische Hydrotherapie, Balneotherapie	1,5		1,0
Pelosebad	0,4		0,3
Pelosepackungen	3,2		2,3
Unterwasserbewegungstherapie, -druckstrahlmassage	3,0		2,9
Schwimmtherapie	0,9		1,2
Sauna	9,1		7,0
Kinesitherapie Erwachsene ⎫ Gruppen-	4,0		3,7
Kinesitherapie Kinder ⎭ behandlung	2,8		1,8
Gehschule	1,4		1,3
Schröpfen, Blutegel	0,6		0,4

(Quelle: Panzer et al. 1983, S. 69)

A 7: Vergütung für mittlere medizinische Fachkräfte und Angehörige medizinischer Handwerksberufe im Jahre 1967

Vergütungs-gruppe	Berufsgruppe		Anfangsgehalt (MDN) Ortsklasse B
H III	Sprechstundenhelferin Zahnärztliche Helferin Apothekenfacharbeiter Wirtschaftspflegerin		360,— bis 395,—
H IV	Krankenschwester (-pfleger) Säuglings- und Kinderkranken- schwester Kinderpflegerin Diätkoch Kosmetikerin		400,— bis 430,—
H V	Hebamme Medizinisch-tech- nischer Assistent Audiologie-Phonia- trie-Assistent Orthoptist	im 1. Jahr der Tätigkeit nach Erhalt der staat- lichen Aner- kennung	410,— bis 450,—
H VI	Hebamme Medizinisch-tech- nischer Assistent Audiologie-Phonia- trie-Assistent Orthoptist	ab 2. Jahr der Tätigkeit nach Erhalt der staat- lichen Aner- kennung	430,— bis 470,—
	Physiotherapeut		
	Hygiene-Inspektor Arbeitshygiene- Inspektor	im 1. Jahr der Tätigkeit nach Erhalt der staat- lichen Aner- kennung	
	Zahntechniker Orthopädiemechaniker Bandagist Augenoptiker		
H VII	Hygiene-Inspektor Arbeitshygiene- Inspektor	ab 2. Jahr der Tätigkeit nach Erhalt der staat- lichen Aner- kennung	450,— bis 500,—
	Diätassistent Arbeitstherapeut		
H VIII	Gesundheitsfürsorger		470,— bis 530,—
H IX	Medizinischer Fachpräparator		530,— bis 590,—

(Quelle: Maciejewski 1967, S. 55-56)